体と心が軽くなる！

寝てもとれない疲れをとる本

中根　一

PHP文庫

○本表紙図柄＝ロゼッタ・ストーン(大英博物館蔵)
○本表紙デザイン＋紋章＝上田晃郷

はじめに

体と心が軽くなる「休息の質」の高め方

突然ですが、次のチェックリストの中から、あなたの今の疲労を回復するために本当に効果があると思うものだけを、選んでみてください。

□早く寝る、たくさん寝る
□ゆっくり入浴する
□半身浴で汗を流す
□肉・にんにくなど、スタミナのつくものを食べる
□栄養ドリンク・栄養剤を飲む
□ヨガやストレッチをする
□マッサージを受ける

□ 思いっきり叫《さけ》ぶ・歌う
□ 楽しくお酒を飲む
□ アロマをたく
□ 温泉旅行に行く
□ コーヒーや紅茶を飲む
□ マラソンやウォーキングをして体を動かす
□ 自然の中に出かけて、リフレッシュする
□ 眠れなくてもいいので横になる

いかがでしたか？

どれも体によさそうなことばかり。

「ほとんど実践しています」

「テレビや雑誌で見たことがあるものばかりなので、どれも正解なのでは？」

と、思ってはいませんか？　でもそれは、体の面から見ると、大間違い。

本書は、そんな**「間違った疲労ケア」をしてしまっている方に「自分に合った**

疲労ケア」を知っていただくために執筆しました。

ここでご紹介したものは一般に、「疲労がとれる」と言われているメソッドです。

でも、それらのすべてが、あなたの今の体質には合っているとは限りません。

多くの方がそのことに気づいていないために、**「疲労をとる」目的で反対に「疲労を溜め込んで」しまっています。**それで、いつも疲れた顔をして過ごしているのです。

実際は逆効果かも!?　間違いだらけの「疲労ケア」――

本書でお伝えしたい一番のポイント、それは、**「誰にでも効く疲労回復法」はない**ということです。なぜならば、私たち一人ひとりの性格や体質が違うから。

そのため、疲れの溜まり方や、そのとり方も異なります。

ある人にとっては、ヨガやストレッチが効果的な疲労回復法になるかもしれませんが、反対にそれが疲労の原因となってしまう人もいます。

またある人にとっては、温泉旅行は癒《い》やしの時間かもしれませんが、旅行に出かけるとかえって疲労が増すという話もよく耳にします。

毎日のお風呂だって、長湯でリラックスできる人もいれば、すぐにのぼせてしまう人もいます。

焼き肉を食べてパワーが出る人もいれば、反対に胃もたれを起こして元気がなくなってしまう人も……。

このように、効果的な疲労回復法は、人によって、また体質によって、まったく違うのです。

さらに言えば、先ほどの項目の中には、「疲れをとる」と見せかけて、一時的に体を覚醒させることで「疲れがとれたと錯覚させる」ものも含まれています。

これは、言うなれば「元気の前借り」状態。効果が切れれば、さらなる疲労感が後からやってきます（56ページ）。

残念ながら、テレビや雑誌、インターネットなどの**メディアで、ステレオタイプ的に紹介されている「疲れのとり方」では、根本的な回復には至らない**ケースが多くあります。そのことを知らないまま、熱心に「疲労回復法」を実践しても、徒労に終わってしまうのです。

まず自身の体質を知ること、そして、それぞれに合った方法でケアすることが、溜まった疲れを確実にリセットしていくための秘訣です。

大公開！「体質＆疲労タイプ」を見極める特製チャート――

さっそく、皆さんの「体質と疲労のタイプ」を見ていきましょう。次ページのチャートをたどって、自分のタイプをチェックしてみてください。

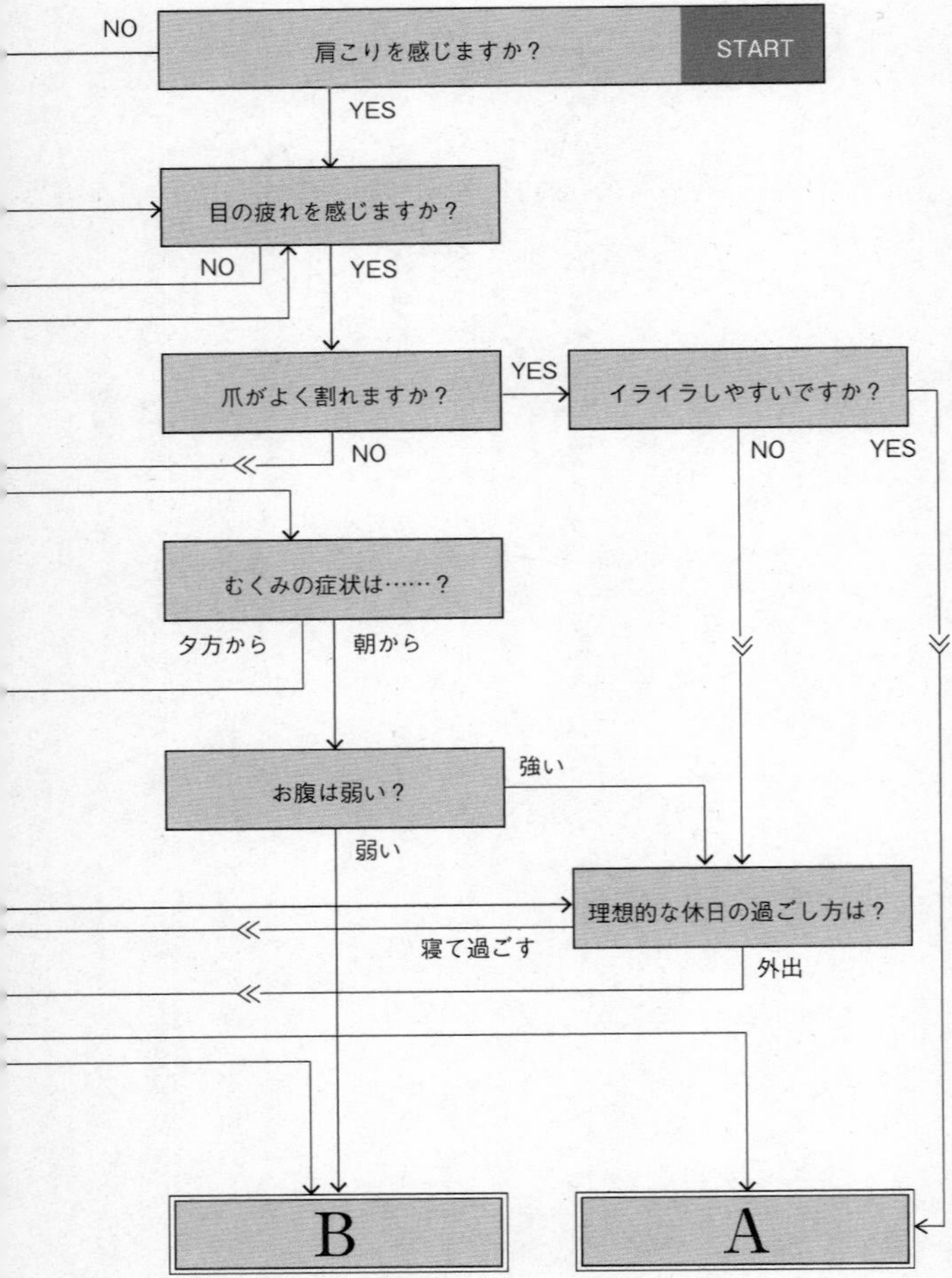

「土」タイプ（69ページ）
「木」タイプ（64ページ）

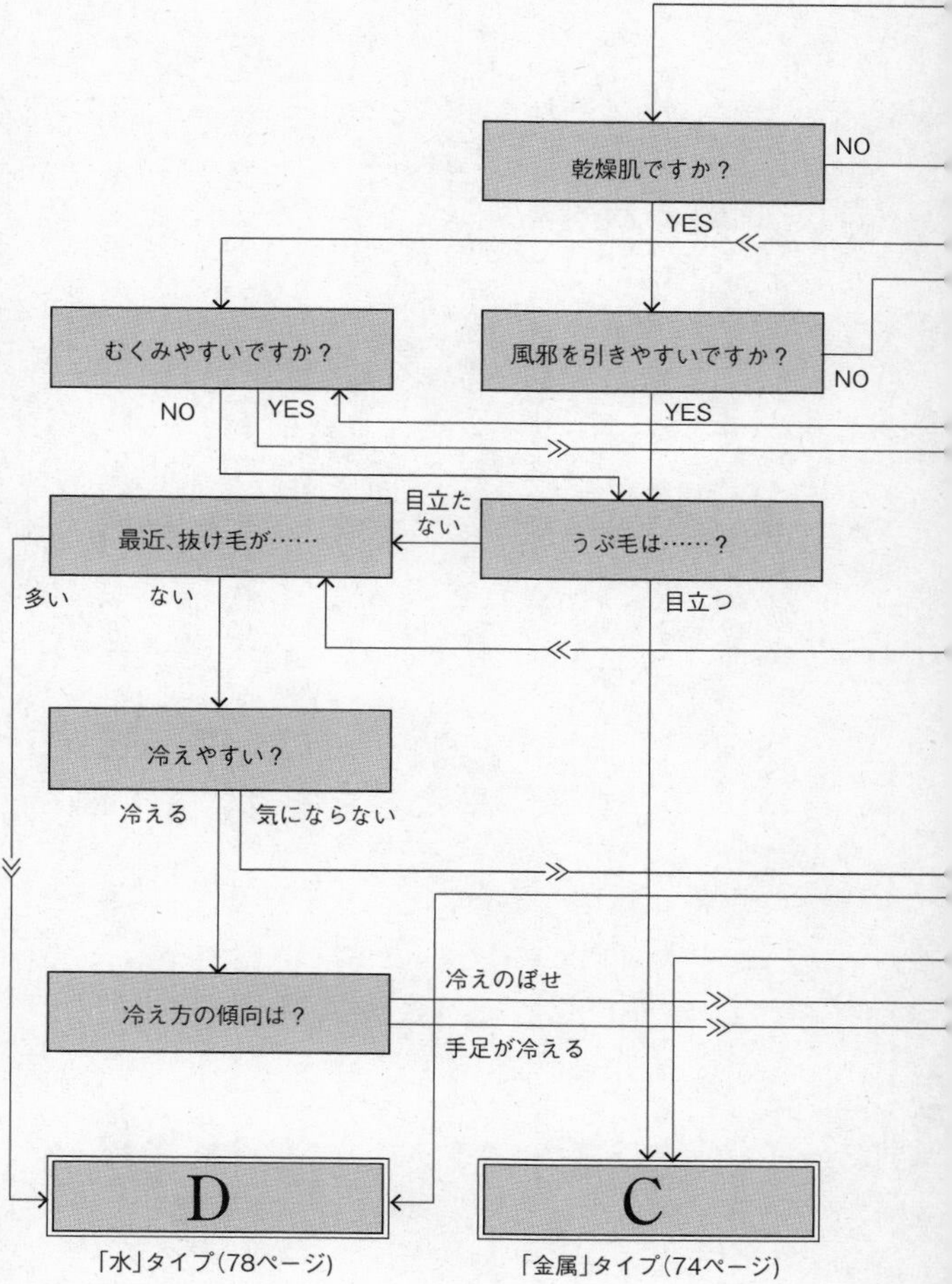

乾燥肌ですか？
NO
YES
むくみやすいですか？
風邪を引きやすいですか？
NO
NO
YES
YES
最近、抜け毛が……
目立たない
うぶ毛は……？
多い
ない
目立つ
冷えやすい？
冷える
気にならない
冷え方の傾向は？
冷えのぼせ
手足が冷える
D
C
「水」タイプ（78ページ）
「金属」タイプ（74ページ）

あなたは何のタイプでしたか？

タイプの詳しい説明は第2章（59ページ〜）に譲るとして、まず自分のタイプを知ることが、溜まった疲れを解消し、毎日を身軽に過ごすための第一歩です。

疲労を放置することは、じつは人生最大のリスクです

仕事や人付き合いに時間を割《さ》いていると、

・何となく、頭がぼーっとすることがある
・どれだけ寝ても、寝足りない
・体がいつもよりも重くて、一日中シャキッとしない
・食欲がなくなり、義務的に食事をとることがある
・ちょっと体を動かしただけで、疲れてしまう
・気が重く、何事もやる気が起きない

これらは、誰にでも起こりうること。数年前の、まだ若かった頃の自分と比べてみると、どんなライフスタイルの方にも少なくとも1つは、心当たりがあるのではないでしょうか。

「現代人が抱えている疲れ」は本当に深刻で、**多くの方は自然に回復できる範《はん》疇《ちゅう》を超えてしまっています。**

たとえ今、体力にまかせて何とか乗り切れていたとしても、それは「気合い」や「ごまかし」によるもの――問題の先送りに過ぎません。倒れたり病気になって、溜め込んだツケを一気に払わされる日が来てから焦っても遅いのです。

何歳になっても元気に、高いパフォーマンスを発揮していくためには、その時々でしっかり疲労を回復していくことが必要なのだということを忘れないでください。

なぜ鍼灸師《しんきゅうし》である私が、現代人の抱える疲労に警鐘を鳴らしているのか？

それには理由があります。

「疲労」というものは、活動をしたことによって生まれる副産物のようなもの。

疲労そのものは病気ではありません。でも、疲れを解消させられないまま頑張った人たちが、様々な体の不調を訴えて、鍼灸院へ駆け込んでいらっしゃるのです。疲れている状態では、病気やストレスへの抵抗力や回復力を十分に発揮することはできません。つまり、風邪を引きやすくなったり治りにくくなるばかりか、がん、アレルギー、認知症、胃腸炎、鬱《うつ》病などのあらゆる病気の発症・悪化のリスクを高めてしまう可能性があります。**疲れを放置すれば、ただツライばかりでなく、結果として寿命を縮めることになりかねない**と、世界中の医師たちから指摘されているのです。

このような、疲労によって引き起こされる様々な問題を未然に防ぐこと。それこそが、私たち鍼灸師が専門としている「東洋医学」の本当の使い方なのです。

実際、世界のトップエグゼクティブや一流のクリエイターたちの多くは、「東洋医学」への関心を高めています。

新型コロナウイルス（COVID-19）も怖くない！

新型コロナウイルスの驚異が、世界経済どころか私たちの生活を一変させることになりました。

「新しい生活様式」と題して、人と人との接触をできるだけ避けなくてはならなくなり、余暇の過ごし方やワークスタイルが大きく様変わりを始めています。

これまで通勤途中にカフェや居酒屋に立ち寄ることで行っていた気分転換や、駅まで歩くことで補っていた運動不足が、在宅勤務によって滞ってしまうことに……。「在宅によるコロナ太り」「仕事とプライベートの切り替えができない」「ずっと家にいることで夫婦仲が険悪になった」など、これまでには無かったタイプの心身疲労が増えるばかりです。

疲労が溜まると、免疫反応に関わっている白血球中のリンパ球やＮＫ細胞の働きが低下し、体内のウイルスの活動を抑えることができなくなることが分かっています。**新型コロナウイルスへの感染を避けるために、在宅勤務で対策を講じ**

ていても、そのストレスのせいで免疫が適切に働かなくなる方が増えているようです。

「疲れ」は、身体が健康を維持することができなくなった時の黄色信号です。仕事のパフォーマンスを上げたい人、免疫機能をしっかりと働かせたい人、健康寿命を伸ばしたい人など、人生を充実させたいと考えている方々には、ぜひ疲労の原因とその対処法を知っていただきたいと思っています。きっと、ご自身の体質にあった処方箋が見つかるはずです。

一番やさしくて実用的な、疲労回復の決定版

鍼灸師というと、一般的には「肩こり」「腰痛」が専門と思われていますが、実際にはもっと幅広いお悩みと向き合っています。

私は、ふだんは主に京都で構えた鍼療所《しんりょうじょ》、大手企業の福利厚生施設での施術・治療を行なっています。この18年間で、のべ2万人以上の方の体や心と向き合っ

てきました。また、鍼灸師を育成する大学や専門学校で教壇に立つことも多くあります。

「鍼灸師」というのは、東洋医学と西洋医学のカリキュラムを修め、国家試験をパスして初めてなれるものです。皆さんが日々の生活で感じている、体の不調やお悩みを改善する、身近なホームドクターのような仕事をしています。

鍼灸師としての私の務めは、皆さんの「病気」を「心身に感じるストレス」として捉え、様々な角度から検証すること。そして、体質に合わせた治療と癒しの時間を提供することです。

本書でも、この「鍼灸師」としての視点から、「皆さんがそれぞれ抱えている疲労」にじっくり向き合っていきたいと思っています。ここでご紹介するのは、ふだんの生活や仕事に取り入れられる、**「慢性的な疲労を解消するためのコツ」「東洋医学の知恵」**です。

私は、一人ひとりに約90分という時間をかけて、鍼灸治療を行なっています。本書でお伝えするメソッドは、鍼療と同じくらいの時間で身につけられる、**一生あなたの役に立つ、ハイパフォーマンスのコツ**なのです。

ふだんの鍼療では、90分経った後に、よく、

「うそみたい！　体が羽根のように軽くなった！」

というきれしい言葉を多くいただきます。

「不調」や「疲労」を手放して、「頭が痛い」「肩がこる」「胃が重い」「体が重い」などのイヤな感覚がなくなれば、心置きなく「自分のやりたいこと」「挑戦したいこと」に全力で向き合うことができるはず。あとは、「これをやりたい！」というモチベーションに従って、体を動かすだけ。考えるだけで、ワクワクしてきませんか？

それではさっそくあなたの疲労をとり除いて、毎日を充実させられる心と体をつくっていきましょう。

どうぞよろしくお願いいたします。

中根　一

寝てもとれない疲れをとる本　目次

はじめに　体と心が軽くなる「休息の質」の高め方……3
実際は逆効果かも!?　間違いだらけの「疲労ケア」……5
大公開！　「体質&疲労タイプ」を見極める特製チャート……7
疲労を放置することは、じつは人生最大のリスクです……10
新型コロナウイルス（COVID-19）も怖くない！……12
一番やさしくて実用的な、疲労回復の決定版……14

第1章 「しつこい疲れ」がスッキリ消える、本当に効く疲労ケア

放置した疲れ――それ、とても危険な状態です……28
疲労が慢性化しやすい人が持つ「誤解」……30
仕事面・健康面での差は歴然！　疲れの恐怖……32
「長く休む」より「いい休みをとる」……35

「何となく不調」なときこそ、じつは疲れをとるチャンス……36
「疲れ」にも体質別ケアが必要な理由……38
東洋医学だからこそ、不調をもとから改善できる……41
なぜ、どんな名医も疲れを癒やすことができないか……43
コラム　知っていますか？　熱心な医師ほど、今、東洋医学を学んでいます……46
さあ、東洋医学の力であなたの疲れを「根治」しよう……48
「疲れやすい」は「流れが悪い」の裏返し……51
目指すのは「疲れを溜めない体」「疲れてもすぐ回復する体」……52
人の体は「ゆらいでいるから倒れない」……53
コラム　なぜ栄養ドリンクでは、疲れを回復できないのか……56

第2章

今すぐ実践！体質別・疲労解消法

あなたを「最高の状態」にする「4つの体質」と「ケア方法」……60

4つの体質で知るあなたの「体の個性」……61

コラム　体質の4タイプの由来は？……63

A「木」タイプ……「リーダー気質のハードワーク」型……64

B「土」タイプ……「おっとりしたマイペース」型……69

C「金属」タイプ……「空気をよく読むロマンチスト」型……74

D「水」タイプ……「愛され上手の要領よし」型……78

コラム　「疲労」と「疲労感」……82

忙しい人ほど知っておくべき疲労回復の一番のコツ……83
体質はすぐには変わらない。折り合い方を探っていこう……85
コラム　疲労から出やすい7の不調を改善する東洋医学の知恵……88

第3章

スタミナと元気を生み出す「食養生」

私たちの体は、食べたものでつくられている……94
「何を食べるか」は、じつは自分で決められていない……95
健康情報が、私たちから健康を奪うという皮肉（!?）……96
「食べるもの」よりも「その食べ方」に目を向ける……98
こんな症状が現われていたら要注意！「舌」の健康チェック……101
「疲れた胃腸」ではエネルギー補給も不十分……107

胃腸を休める、基本のルール……108
「夜遅くに食べる」をやめるだけで胃腸が蘇る……113
その悪影響は想像以上！「早食い」「ながら食い」……115
「早食い」が、内臓の寿命を縮めている……115
なぜ「ながら食い」が、明日の疲れの原因になるのか……118
「味わって、楽しく食べる」がやっぱり一番……119
コラム「体力」の秘密——「先天《せんてん》の氣」と「後天《こうてん》の氣」……121
「どんな味をとるか」で疲労が解消!? 味覚のルール……123
「味一」で選べば、コンビニ食でも疲れがとれる?……124
「木」タイプ——酸味……126
「土」タイプ——甘味……128
「金属」タイプ——辛味……130
「水」タイプ——鹹味《しおからみ》（塩味＋苦味）……132

「疲れているときに甘いもの」は、東洋医学の発想です……134
「甘さ」で疲労がやわらぐ仕組み……136
朝、スタートダッシュをかける食べ物は？……138
体の働きを助けるサプリメントの活用法……141
栄養と滋養――栄養ドリンクの効き方とは？……145
頑張るほどに元気になれる「滋養」の力……147

第4章 「疲れない体」のつくり方

習慣をほんの少し変えるだけで、疲れ知らずの体になれる……150
①「入浴」と「食事」の順番が疲労度を決める……151
「食事→入浴→就寝」で、疲れやすくなっていく!?……152
②睡眠不足を補う「15分間昼寝」法……159
コラム　鍼灸でも大事にしている「15分」……163

③「息抜き上手」になろう……165
「ちゃんとするけど、頑張らない」がベスト……167
ちょうどいい休憩も、人それぞれ……169
④リラックスのしすぎが、「疲れやすい体」をつくる⁉……170
⑤なぜ「汗をかきすぎる運動」が、慢性疲労を生み出すのか……172
ホットヨガは「よけいに疲れる」可能性大⁉……174
汗をかいたら、スポーツドリンクを飲めばいい？……175
コラム　飲み方、効果は大違い！　スポーツドリンクの2タイプ……177
⑥ツボ押しやお灸《きゅう》を活用する……178
ツボ押しの効果を最大にするための準備……180
「木」タイプの「ツボ押しマップ」——足の肝経……182
「土」タイプの「ツボ押しマップ」——足の脾経……184
「金属」タイプの「ツボ押しマップ」——手の肺経……186

「水」タイプの「ツボ押しマップ」――足の腎経……188
コラム　「疲れがとれた」って、そもそもどんな状態？……190

第5章　「体が軽くて気分爽快！」東洋医学のすごい力

少ない休息でも……上手にとれば疲れ知らずに……192
へとへとになるまでは頑張ってOK？……195
コラム　頼れる東洋医学師の選び方……197
「休息のタイミング」を見逃さない！　隠れたチェックポイント……200
「疲れ」と「ほてり」の関連性……200

「更年期のほてり」も東洋医学の専門分野……203
「せねばならない」では休まらない……204
体が回復すれば、心はいつも元気でいられる……206
「体質」によって「性格（気質）」も異なる……208
コラム　新型コロナウイルス（COVID-19）と共に生きる「新しい生活様式」……211
おわりに……216
羽生結弦、錦織圭、ジョコビッチ……
一流の人が採用する「オーダーメイドのケア」をあなたも……219

第1章

「しつこい疲れ」がスッキリ消える、本当に効く疲労ケア

放置した疲れ――
それ、とても危険な状態です

「疲れがスッキリ解消できたらいいよな～」

このように思っている人はきっと多いはず。でも、

「仕事を頑張ってるんだから仕方がない」

「とにかく時間がなくて」

と、つい放置してしまっているのでは？

患者さんの治療をしているときだけでなく、街中で周囲を見回してみても、

「この忙しい時期が終わったら、少し休もう」

「次の連休まで、何とか辛抱《しんぼう》しよう」

なんて思いながら、自分の体が出しているSOSサインを黙殺しているような人を多く見かけます。

「疲労」は日頃、頑張りすぎている人に対して、体から出されるイエローカード。放置すれば仕事やパフォーマンスの質を下げるだけでなく、食事をおいしく感じるなどの日々の楽しみがガクッと減ってしまいます。

そして「はじめに」でも紹介したような、寿命を縮める可能性にもつながるのです。

「自律神経」という言葉を聞いたことがある方も多いでしょう。

私たちの体内環境は、「緊張・興奮」をコントロールする交感神経と、「弛緩《しかん》・鎮静」をコントロールする副交感神経がバランスよく働くことで、一定に保たれています。血流を多くしたり少なくしたりしながら栄養や酸素を適切に分配する——まるでアクセル（交感神経）とブレーキ（副交感神経）のような働きをしている、この自律神経によって、私たちの健康状態は、よい具合に保たれているのです。

「交感神経が働くときは、「よし、頑張るぞ!!」と「活発で、力の入った」状態です。歩いたり、走ったり、考えたり……という日中の活発な活動は、この交感神経によって生み出されています。

たとえば何かビックリするようなことがあると、人は背中を丸めて肩をすくめるファイティングポーズをとります。背中側にある筋肉をあらかじめ縮めておき、戦ったり逃げたりすることができる姿勢です。このように、身を守ったり次の活動に備える動作も、交感神経によるコントロールの1つなのです。

疲労が慢性化しやすい人が持つ「誤解」

交感神経・副交感神経がバランスよく、適度に働くことで、能力を発揮し、末永く健康でいることができますが、現代日本人は総じて、「交感神経が働きすぎ」。絶え間ない情報や刺激に目や耳を奪われ、また夜更《よふ》かし傾向にあるために、体は「アクセル全開ノーブレーキ」状態になってしまっています。

しかも、そうやって全力で走り続けることが「いいこと」だと思い込んでいる

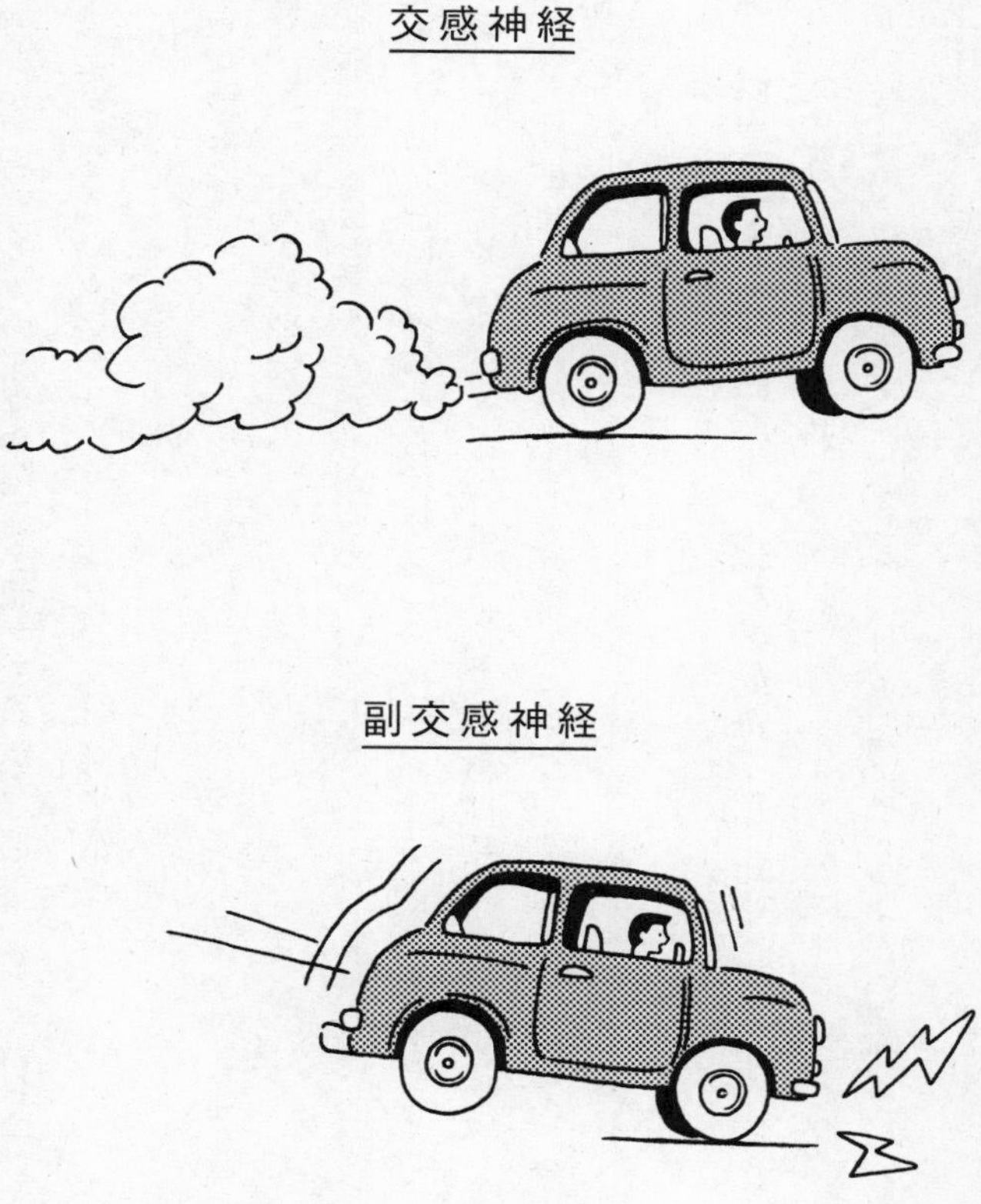

アクセル役の交感神経、ブレーキ役の副交感神経

方も多いようです。多少の無理や限界を超えて頑張ることは、とくに日本においては「まじめ」や「勤勉さ」としてとられることが多いからでしょう。

もし、

「もっと頑張らなきゃ」

「自分だけ休むなんて無理」

「有給休暇はあるけど、みんなも頑張っているし……」

と考えている自分に気づいたら、体と心の状態を振り返ってみてください。

本来ならば健康状態をベストに「自律」するはずの神経を、自ら狂わせてしまっているかもしれません。それほどまでに自身を追い込んでいることに気づいてほしいのです。

仕事面・健康面での差は歴然！　疲れの恐怖

疲れと同時に起こる心身の変化のうち、日常的に自覚しやすい症状を、いくつかご紹介しておきましょう（表）。

疲れからくる体の症状

- ☑ 目が乾燥する。疲れ目。とくに夕方になると目がかすむ。
- ☑ 口が渇く。口臭が気になる。
- ☑ 食事後、胃もたれや腹痛が頻繁に起こる。
- ☑ 何もしていないのにドキドキしたり、汗が出たりする。
- ☑ アレルギー症状が出やすくなる。花粉症が悪化する。喘息が出やすくなる。
- ☑ 眠りが浅くなる。朝、目が覚めたときから、信じられないくらい体がだるい。
- ☑ 血圧が高くなった。
- ☑ 呼吸が速く、浅くなりやすい。
- ☑ 肝機能が低下する（お酒に弱くなる、食欲不振が起こる）。
- ☑ 肌のターンオーバーが低下する、肌の乾燥・たるみが起こる。

いかがでしたか？「疲れた」「だるい」という感覚がなくても、これらの症状が出たときには、体は**「隠れ疲労」**を溜め込んでいる可能性があります。

そもそも病気とは、身体機能のアンバランス（不調）が長期的に改善されなかったために、働きの偏りが固定化してしまった状態のことです。

ですから、疲れが蓄積した状態やこれらの症状を放置しておくと、やがて病気へと悪化してしまうということは、想像に難くありませんよね？

このように疲れや交感神経の働きすぎによって血管が収縮し脳への血流が低下すると、思考力や判断力、集中力や記憶力が低下して仕事や勉強などのパフォーマンスが下がります。注意力が散漫になることで、事故やケガの可能性が高まることも懸念されます。

「疲れの放置」は、私たちの想像する以上に「人生のリスク」となるのです。

「長く休む」より「いい休みをとる」

「何となく体調が優れない」

という理由で、病院を受診したことがある方は多いと思います。

しかしこれをアメリカやイギリスから来た患者さんにお話しすると、皆さんビックリします。海外では多くの場合、具体的な症状が出てから病院に行くからです。

ちょっとした不調を病院で診てもらうことは、世界的に見ると、ずいぶんと奇妙なことのようです。

「日本人は病院と薬が好き」と、冗談まじりに言われることも多いですが、これは「東洋医学」の影響を少なからず受けた名残《なごり》ではないかと思います。

というのも、「何となく不調なとき」こそが東洋医学が実力を発揮する場面であり、伝統的に日本人は、そうやって医療と付き合ってきたからです。

「何となく不調」なときこそ、じつは疲れをとるチャンス――

東洋医学をひと言で表現するならば、「一人ひとりの体質や状態に合わせて、体に備わっている自己治癒力を効率よく発揮させる医学」と言えるでしょう。

約2000年前の前漢時代にテキストが編纂《へんさん》されて以来、多くの経験が積み重ねられてきました。今日《こんにち》では、私たちがより健やかに快適に生きる知恵として、世界約180カ国の医療現場で臨床や研究が進んでいます。

「心地よさ」や「元気」というものは、「足りないからといって死ぬわけではないけれど、私たちの暮らしをよりよくしてくれる大切な要素であり、豊かさ」です。

このような「ちょっとしたマイナス（不調や不快感）から、プラス（快適・爽快感）に転ずる」という体感は、東洋医学がもっとも大切にしているものの1つです。世の中に心身のメンテナンス法や、快適に過ごす工夫は数あれど、これにかなうものはありません。

だからこそ、フィギュアスケートの羽生結弦《はにゅうゆづる》選手をはじめとして、世界レベルのアスリートや、トップクラスのビジネスパーソンの多くが、鍼灸のクライアントとして名を連ねているのでしょう。

東洋医学は、

「末永く健康でいられるようにする」
「今ある不調が別の不調を起こさないようにする」

ということを目的としているため、しばしば「予防医学」と呼ばれます。

その特徴は、「何となくの不調の状態」を「未病（＝未だ病ならざる）」という状態にあると捉え、治療の対象としていることにあります。

「病気になってから対処する医学」として発達した西洋医学との大きな違いは、

「病気になる前に対処する医学」であるという点なのです。

そのため、東洋医学では不調の段階で治す施術者ほど優秀とされ、「上工治未病　中工治已病（腕のよい医師は病気になる前に治すが、普通の医師は、すでに病気になった体を治す）」

と教えられているのです。

「疲れ」にも体質別ケアが必要な理由

「病気になる前に対処する」

言葉にするのは簡単ですが、これはなかなか難しいことです。その瞬間の体調だけを捉えるのでは不十分で、その人の「体質」も知らなければできません。じつは、それを知るためのチェックが、「はじめに」のチャートだったのです。

体質とは、その人個人の体が持っている個性のことです。「骨太である」「肺活量が多い」「筋肉質」「お腹が弱い」「手足が長い」など、**生まれながらにして持っ**

ている自分の特性に、生活習慣や環境が掛け合わされたものといえます。

たとえば、多くの女性が悩んでいる「足元の冷え」。

そんな方に世間的に推奨される冷え対策は、「レッグウォーマー」や「ショウガ紅茶」などです。これで解消すればいいですが、実際のところは、効く人もいれば効かない人もいる、といった具合だと思います。

そんなとき、東洋医学では冷えのタイプから体質を割り出して個別に対応をします。たとえば、こんな調子です。

「手足が冷えていて、冷たいドリンクを飲むとお腹の調子が崩れる」

↓胃腸が弱く、栄養状態が万全にならない体質

↓それなら、葛湯《くずゆ》を飲んでみては（71ページ）

「冷えのぼせ（上半身は熱いのに手足が冷える）があり、仕事をすると肩こり・頭痛・眼精疲労に悩む」

↓交感神経が働きやすく、筋肉が緊張しやすい体質
↓それなら、ガムを噛《か》んでみては（67ページ）

「首筋から背中が寒くて、風邪を引きやすい」
↓呼吸が浅くて、代謝が上がらない体質
↓それなら、カラオケで熱唱してみては（76ページ）

「下半身が全体的に冷えている。とくに冬になると冷える」
↓腎臓の血流が万全ではなく、水分代謝が滞る体質
↓それなら、味噌汁《みそしる》を飲んでみては（80ページ）

このように、**体質によって「冷えのメカニズム」も「冷え方」も違う**のです。

つまり、あらかじめ体質を知っておけば、適切に養生することで「冷え」という症状を予防できるということ。これは、「疲れ」に対しても同様です。

東洋医学的な視点では、症状を「体質の偏り」として捉えます。また、「症状

の改善」よりも「症状を引き起こしてしまったアンバランスを整える」ことに重点を置いています。そのため、病気と未病をひとくくりにして、**「ちょっとした不調」が「休まなくてはいけない症状・病気」にまで進行する前に対処することができる。**「ぼんやりとした不快感」や「疲労」まで、幅広くカバーできるのです。

東洋医学だからこそ、不調をもとから改善できる

この、東洋医学と西洋医学の違いを、私の鍼灸院に通っているAさんという70代の男性を例に、具体的に見てみましょう。

鍼灸院の診察方法がわかるように、少し丁寧にその過程をたどります。

Aさんは、かつて大手の金融機関で役員を歴任していました。今でも手帳などを見なくても予定を記憶しておけるほどしっかりされています。何事においてもキッチリしており、エネルギッシュで行動力の高い方です。

しかし、数カ月前から坐骨神経痛《ざこつしんけいつう》に悩まされており、整形外科の医師から、

「腰の骨と骨の間が狭《せま》くなったために坐骨神経を圧迫しているのであろう」という診断を受けました。その後も通院を続けていましたが、痛みが軽くなることはなく、足先までの痺《しび》れと痛みがどんどん強くなり、Aさんは自分で歩くことも難しくなりました。

ブロック注射（痛みを抑えるための麻酔注射）と鎮痛剤が増えるばかりで、いよいよ腰の手術かという頃、当院にいらっしゃったのです。

私は症状が出ている箇所の検査と全身の様子（症状が出ている以外の部分も含める。肩こりや背中の筋肉の状態など）の確認を行ない、その後、症状と痛みが出たきっかけについて聞き取りをしました。

この過程で、Aさんのパーソナリティ（日々の生活や行動、言葉遣い、話が広がるポイント、会話しているときの仕草など）がわかったほか、Aさんが肩も背中もパンパンに緊張されていて、話しながらつねに体のどこかを微《かす》かに動かしていることに気づきました。絵にかいたような、交感神経体質です。

私はこの診察の結果、Aさんの坐骨神経痛は、

「(作庭のためにスコップを足で踏み込んだことがキッカケで)お尻の筋肉が硬くなり、坐骨神経を圧迫して起こっているのではないか」

という仮説に至りました。

そこで、全身をリラックスさせつつ、お尻の筋肉をゆるめる施術を行なってみました。この結果、Aさんはなんと、通院3回目で歩くことができるようになったのです。

病院では「病気」として対処をしますから、ともすると大事《おおごと》になってしまうことがあります。まず東洋医学で診ることで、**そもそも病院に行くべきケースなのかどうかを判別することができる**のです。

なぜ、どんな名医も疲れを癒やすことができないか

一般的な「病院(=東洋医学的でない)」においては、

「2時間近くも待たされるのに、10分も診てもらえない……」

「ゆっくり話を聞いてもらえず、すぐに薬を処方されるだけ」

というような不満を抱える方も少なくありません。しかしこれは、大勢の患者さんを診なければならない西洋医学の病院のシステム上、仕方のないことです。

むしろ、

・診察時間が短い＝医師の手際・腕がいい

・待ち時間が長い＝その病院を頼りにしている患者さんが多い

という証拠。「いい病院」の証《あかし》です。

病院は手際よく診察を行なって、処置をしたり薬を出す場所です。ですから、検査によって診断が済むのであれば、患者さんの悩みにゆっくりと耳を傾ける必要は、本来ないのです。

このように、**東洋医学と西洋医学ではそれぞれの得意分野が違うからこそ、上手に使い分けてもらいたい**と思います。

多くの方は、

「不調になったらまず病院へ。それでも治らなければ東洋医学も視野に入れる」

と考えているようですが、西洋医学と東洋医学の特徴を知ると、

「まずは東洋医学で軽度の問題を解決し、それでも残った深刻な問題を西洋医学で根絶する」

という順番のほうが、より根本的な解決に近いように思います。

最近では厚生労働省もこのことに気づき、西洋医学と東洋医学を上手に併用する「統合医療」を勧めるプロモーションを始めました。あと数年もすれば、皆さんの悩みが統合的な医療プログラムによって解決されるようになるでしょう。

本書でテーマとしている**「疲れ」も、西洋医学や一般の病院の検査では原因が特定できません。**まして、薬を飲めば解決するというものではありません。だからこそ、**私たち東洋医学師の出番**なのです。

コラム

知っていますか？ 熱心な医師ほど、今、東洋医学を学んでいます

医療の進歩はめざましく、数多くの病気が治療できるようになりました。反面、西洋医学では解決できない症状も増えるという、困った状況にもあります。だからこそ、臨床現場を体験している医師ほど注目しているのが「東洋医学」。西洋医学との融合を目指して、この分野の授業を増やす医科大学も出てきました。2000年の東京女子医科大学附属東洋医学研究所などの調査によると、全国の医科大学の4校に1校が、何かしらの東洋医学の講義を行なっているそうです。

意外に思うかもしれませんが、アメリカではすでに、陸・海・空・海兵隊を含む全軍で、鍼灸を正式導入しています。また、オバマ前大統領が実施した医療制度「オバマケア」により、一般の方の鍼灸受療率は飛躍的に上がりました。

今後、日本でも、ますます東洋医学が注目されていくこととなりそうですね。

知ってトクする病院用語

病気

原因とメカニズムがわかっている症状。

病院

病気に対して、標準治療（現段階においてもっとも信頼できる方法）を行なうための場所。とくに日本の医療は、もともと戦時中の陸軍省をルーツとしているため、ケガや急性疾患を得意としていると思われる。緊急度が高ければ高いほど効果を発揮し、「大きなマイナス（大ケガ・大病）から、ゼロ（そこそこ健康）に戻す」のが専門。

症候群

原因もメカニズムも解明できずに標準治療が決められていない症状。

慢性疲労症候群（CFS）

いわゆる「疲れ」。症候群であり、人によって状態が大きく違うので、病院では解決法が示されないことが多い。

不定愁訴・自律神経失調症

いわゆる「何となくの不調」。肩こりなども含む。

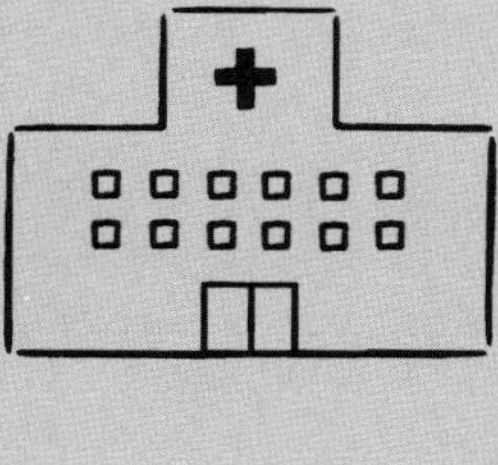

さあ、東洋医学の力であなたの疲れを「根治」しよう

皆さんは、疲れが「溜まる」と聞いて、どんなイメージを思い浮かべますか？体という容器に、重たいものがズンズン積み重なっていく感じ？

疲れが積み重なっていくほどに心身がドンヨリと重くなり、動きづらくなるのは、体の新陳代謝《しんちんたいしゃ》が下がっていることが原因です。つまり、エネルギーの伝達や血液やリンパ液の流れがうまくいかなくなり、代謝したことによって生まれた不要物が体から排泄《はいせつ》されにくくなっているのです。

東洋医学では、このように疲れが溜まるイメージを、**「流れが滞る」**という言葉で表現しています。

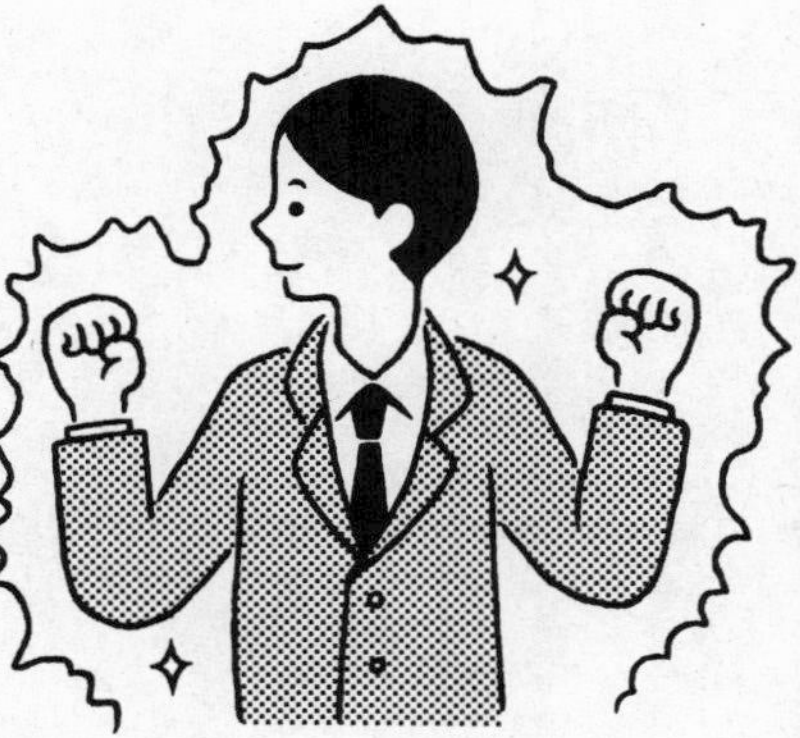

氣がうまく流れると疲れは消える

東洋医学の「氣《き》（気）」という考え方をご紹介しましょう。「氣」を「エネルギー」と説明する人もいますが、私は、「代謝によって、体内がスムーズに流動していること」と考えています。「氣」の字義をひもとくと「米＋雲」の意。そこから転じて「変化するもの、反応するもの」と捉えられるからです。

この「氣（新陳代謝）」が流れている状態ならば、生じた疲労感もきれいに解消されていきます。

反対に、「氣の流れ」が滞ると、体内での代謝や生理現象もスムーズでなくなります。すると、自然に解消されるはずの疲れが抜けず、重たく、不快なものがどんどん溜まっていくように感じるのです。

流れている水はきれいなままですが、流れが止まった水はドンヨリと淀《よど》んでくるもの。このようにイメージをしてもらえれば、流れていることの大切さがよりわかりやすいかもしれません。

また、「肩こり」は、乳酸《にゅうさん》などの不要物が筋肉の中で滞ることで起こります。解消するには、再び血流を盛んにすることが効果的。

そこで、東洋医学ではその原因に合わせて鍼灸やマッサージなどを施して、「筋肉を柔らかくする」「血流を促進する」「血液をよい状態に戻す」という変化を促します。

これなどは「停滞」が生み出した疲労を、その原因に対して適切な刺激によって流れをつくり、解消させる典型例だといえますね。

「疲れやすい」は「流れが悪い」の裏返し

1日に何時間も、パソコンに向かって仕事をしていると、延々と同じ姿勢で作業を続けてしまうことになります。

でも能率のことを考えるなら、**30分に一度、ほんの10秒間でも立ち上がったり姿勢を変えることをオススメします。**これは、同じ姿勢を続けたことで生じた「筋肉的・気分的な停滞」を、適切なタイミングで「流す」ということです。

どんなに忙しくても、さっとリフレッシュできる方法やウキウキできる時間を上手につくれる人は、疲労が溜まりにくいもの。

直感的にその方法をつかむもよし、体質からたどるのもよし。

あなたに合った方法を、ぜひ見出してください。

目指すのは「疲れを溜めない体」「疲れてもすぐ回復する体」

今まで「疲れ」というものがどうやって生まれるのか、放置するとどんなリスクが高まるかをお話ししてきました。

「この本を読み終えれば、疲れ知らずになれる」と思った方も多いことでしょう。

でも、本書で目指していただきたいのは「疲れをまったく感じない体」をつくることではありません。

活動すれば疲れる。これはきわめて自然なことであり、どんなに活動しても疲れないサイボーグのような体をつくるなんて不可能だからです。

「疲れをまったく感じない」というのは、言い換えれば、

「今日はたくさん活動したよ、そろそろ休もうよ」

という心身の声が、聞こえなくなっているということ。

これが、かなり危険な状態だということは、おわかりいただけていますよね？

体の声に耳を傾けることなく、つねに全力で突っ走れば、あなたの体の弱い部分・ダメージを受けやすい部分から、不調や病気を抱え込むことになります。

「いつも元気ハツラツで疲れ知らず！」

世の中には、こんなふうにいつも元気な人もいますが、こんな人にもいつか、どこか1カ所でも不調が起きると、そこから崩れ落ちるように不調が広がっていってしまうケースも多くあります。

目指したいのは、**「疲れ知らずのパーフェクトボディ」ではなく、「疲れを溜め込まないですぐに回復できる」ようにする**こと。

これこそが、東洋医学が目指す「無理のない健康」なのです。

人の体は「ゆらいでいるから倒れない」

活発なときもあれば、疲れてしまうときもある。

元気なこともあれば、落ち込んでしまうこともある。
疲れたとき、落ち込んだときには、「疲れない体」「落ち込まない明るさ」が欲しくなるものですね。でも、体調や気分の浮き沈みがあるということは、自然なこと。

繰り返しになりますが、「氣」はつねに流れているものであり、その流れが滞ると疲労感などの不調が現われます。東洋医学は、このように**人間の心身は、つねにゆらぎ、変化しているのがよい**と考えます。

どんなことがあっても負けない強靭《きょうじん》な肉体と精神には、憧《あこが》れる人も多いはず。とくに、まじめで勤勉な日本人はこの傾向が強いようです。

しかし時には「参った」と白旗を揚げられたり、「困った」と弱音を吐くことも大切なように思います。

「強さ」を保とうとすれば、向かってくるものはすべて力でねじ伏せなければなりません。息抜きなしで戦い続けていたら、いずれ疲れ果ててしまうでしょう。

ヨーロッパの伝統的な石造建築はとても強固に造られている一方、神社仏閣をはじめとする日本の伝統建築は、敷石《しきいし》の上に柱を置いて揺れを逃がす免震構造になっています。また建材として、硬いカシの木より柔らかいブナの木のほうが重宝されます。

これは、**「弱さ」を「しなやかさ」として受け入れ、反対に利用することで「強さ」を手にする**という、東洋ならではの発想なのです。

東洋医学においても、同じように**心身で起こる様々な変化を、しなやかに揺れて受け入れることで、よい状態が保てる**と考えます。

体調も、感情も、どん底にあるときは、とてもツライでしょう。しかし、物事は必ず変化します。「しなやかに揺れながら元に戻る」ことが、健康、ひいては幸せな人生の秘訣なのだということを、東洋思想に根ざした東洋医学は教えているのです。

このような「基本」を踏まえ、さっそく次の章では、溜まった疲れを流す体質別のコツをお話ししていきます。

コラム

なぜ栄養ドリンクでは、疲れを回復できないのか

東洋医学には「陰陽」という考え方があります。簡単にいえば、多くの物事は対比することでバランスを保っている、という考え方です。その、人体における理想的なバランスは、「陰≧陽」というかたち。「陰主陽従《いんしゅようじゅう》」——陰が主となり、陽がそれに従うのがいい」という発想です。

「陰」とは、休息のこと。「陽」とは、活動のこと。

「休息」あってこその「活動」である。言い換えれば、質のよい活動をするためには、きちんと休息をとることが大切なのです。

一方、疲労は、「陰＜陽」の状態が続いた後に生じます。ただし、活動的に過ごしていると、「陽」のエネルギーが前借り状態になるため、体を疲れさせているという実感はありません。このような状態を「陽実《ようじつ》」といいます。

その後、適切な休息（養生）をとることで体はバランスを取り戻し、また「陰

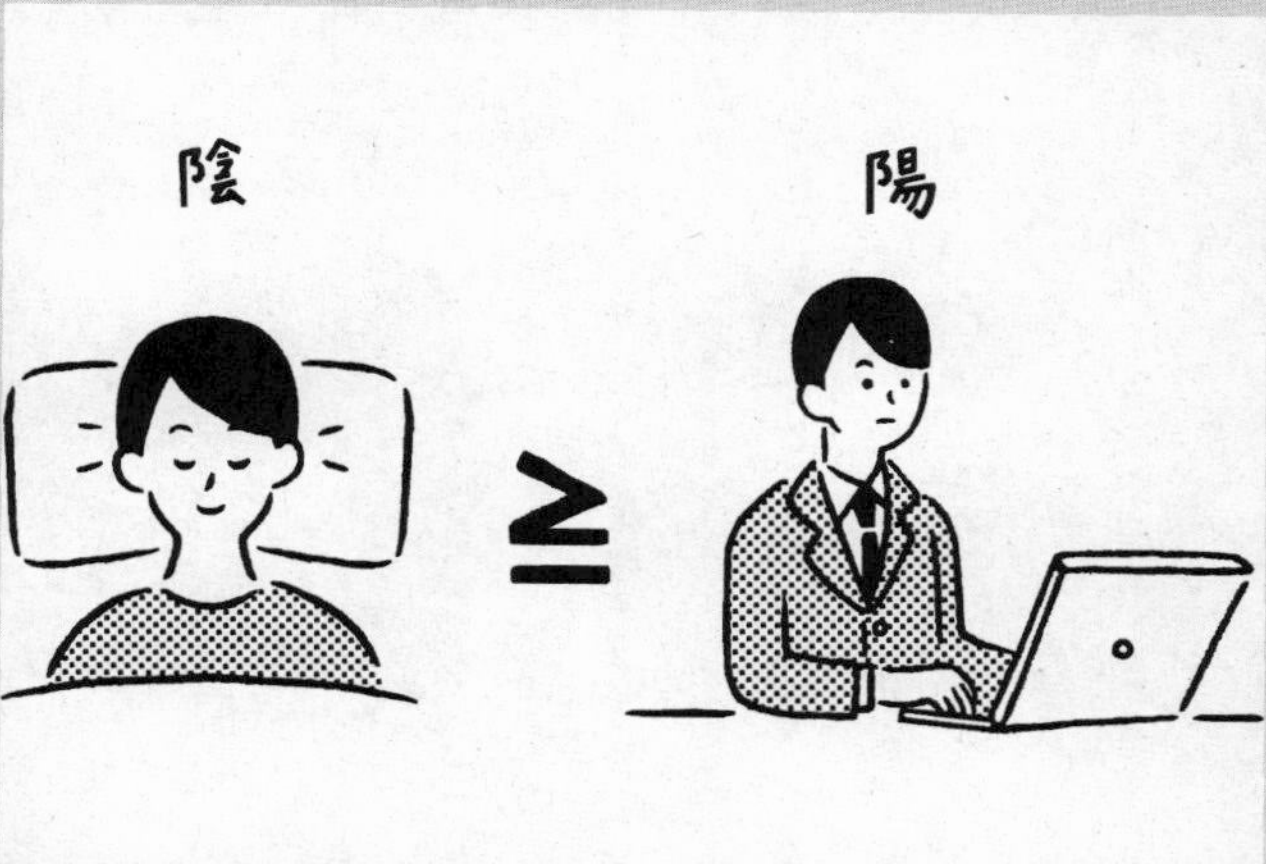

陰主陽従が東洋医学の基本

主陽従」のかたちに戻ってくることができます。

しかし、このときに休息が足りなかったり、その質が悪かったりすると、陰を補うことができません。このように陰陽バランスが戻らない状態は「陰虚《いんきょ》」と呼ばれ、東洋医学では避けるべき事柄として捉えられています。

陽実は、「頑張って疲れたけれど、まだまだ平気！」。まだ年齢が若かったり、基礎体力が旺盛《おうせい》だったりする人はこのパターン。

陰虚は、「上手に休息をとらない

と、いつまで経っても疲れが抜けない」というタイプです。老化が始まっていたり、忙しすぎて休息が不十分だったり、大病や慢性疾患があって基礎体力が落ちている人は、このパターンに該当します。

栄養ドリンクは、疲れている体に「陽」をチャージすることで一時的に「陽実」にさせて、もうひと踏ん張りさせるものです。

無理をきかせて仕事はできますが、疲労そのものは回復しているわけではありません。そう、**「エネルギーをチャージしても、疲れはとれていない」**のです。

疲れた体に栄養ドリンクを足せば、「元気になった感じ」はするかもしれませんが、元気を前借したツケは必ず支払うことになります。

残念ながら特定の食べ物や運動を追加しても、「疲労回復」や「疲れない体づくり」にはつながりにくいもの。ですから、疲労解消のためには、疲労を溜め込まないコンディション（陰陽バランス）に整えるしかありません。そしてそのためには、まずはきちんと休息をとり、陰を補う必要があるのです。

第2章

今すぐ実践！体質別・疲労解消法

あなたを「最高の状態」にする「4つの体質」と「ケア方法」

それではさっそく、疲れをとるための具体的な方法を見ていきましょう。

これまでは「疲れ方や疲れの感じ方は人それぞれ」というお話をしてきました。

けれども、本当に「全員がてんでバラバラ」かというと、そういうことではありません。傾向で大きく分けると、ほとんどの方は**「体質」「疲れ方」「効果的な疲労解消法」が、4つのタイプのどれかに当てはまります。**


ここで、「はじめに」で診断した、ご自身の疲労タイプを思い出してください。

そこでたどり着いた「木」「土」「金属」「水」が、あなたの体質のタイプです。

本章は、この体質を使って各々《おのおの》のタイプに合った「疲れ」対策を紹介していきます。なお、食べ物による疲れ解消法（126ページ）もあわせてご活用ください。

4つの体質で知るあなたの「体の個性」

チャートをたどっていくと分かれる、

・A **「木」タイプ**（東洋医学では「肝《かん》」と呼ぶ）
・B **「土」タイプ**（東洋医学では「脾《ひ》」と呼ぶ）
・C **「金属」タイプ**（東洋医学では「肺《はい》」と呼ぶ）
・D **「水」タイプ**（東洋医学では「腎《じん》」と呼ぶ）

の4タイプは、東洋医学の「陰陽五行《いんようごぎょう》」の観点と日本の鍼灸術、そしてこれまで培った私の経験に基づいています。実際、**私の鍼灸院では、このチャートをより専門的にしたものを用いてあらゆる診察を行なっています。**

また、体の中で起きる変化（＝生理）は、感情の変化とリンクしています。そのため、この疲労タイプには性格的な特徴も含みます。体の状態を心のありようと関連づけて考える「心身一如《しんしんいちにょ》」という考え方が、東洋医学における心と体の捉え方なのです（２０８ページ）。

ただし、この体質・性格の傾向は、固定されたものではありません。

「生まれ持った体質はおっとりした性格（＝「土」タイプ）だけど、教育熱心な両親の影響で今はきっちりした性格（＝「木」タイプ）」

「以前は熱血タイプの頑張り屋（＝「木」タイプ）だったけど、年齢を重ねるごとに力の抜きどころがわかってきた（＝「水」タイプ）」

など、生活環境などによって変化したり、２つ以上のタイプが混ざることもあります。**どのタイプの方も加齢によって徐々に「水」タイプの傾向が強くなっていく**ことも忘れてはならないポイント。

このように、タイプごとに明確な境界はなく、状況に応じて少しずつ変化していくものなので、もし、チャートをたどってもあまりピンとくる結果にならなかった場合には、そこで導き出されたタイプ別のケアを行なっていただいた後で、もうひとつ「ピンとくる」タイプのケアも追加してみるといいでしょう。

コラム

体質の4タイプの由来は？

東洋医学では、体の働きを5つに分類したものを「五臓《ごぞう》（肝・心《しん》・脾・肺・腎）」と呼び、自然界の「木《もく》・火《か》・土《ど》・金《ごん》・水《すい》」という性質に当てはめています。

本書では、五臓から「心」を抜いた「木・土・金・水」を、「木《き》・土《つち》・金属《きんぞく》・水《みず》」として扱っています。「心」は、ふだんの治療でもほかの4つとは少し扱いを変えており、体質分類においては別格です。そのため、本書でも割愛していますが、それによりタイプ診断に不足が生じることはありません。

なお、「五臓」の「臓」は「臓器」という意味だけではなく、「かくれる」という意。「体の中で（かくれて）起きている変化」を指しています。

A

「木」タイプ

「リーダー気質のハードワーク」型

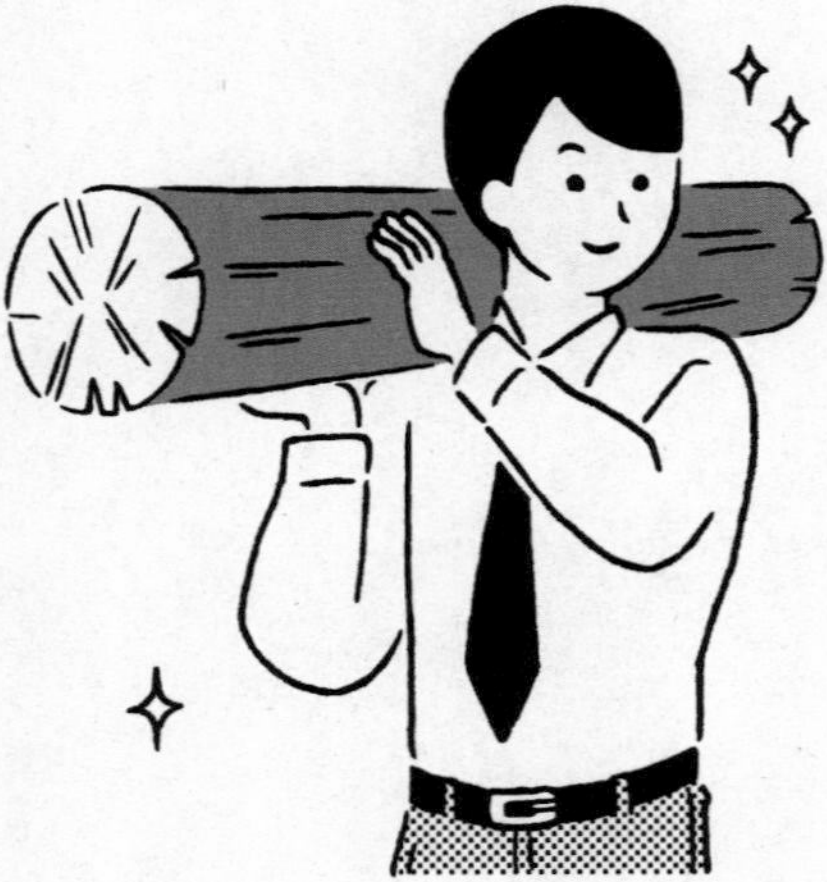

□取りまとめたり、しきったりするのが得意。

□アニキ分・アネゴ肌と言われがち。

□何の予定もなくただボーっとするのは好きじゃない。つねに動いていたい！

□過労で体調不良になったり、倒れたりしたことがある。

【特徴】

責任感が強く、頼られるキーパーソン的な人が多いようです。**周囲の期待に応えようとする傾向**が強いので、自分への評価が気になることも多々あります。課題を達成しようと頑張るため、自分に対してはもちろん、人に対しても厳しくなりがちです。

【疲れに対して】

4つの体質のうち、とくに**1つのことに没頭してしまって「疲れ」に気づきにくい**タイプです。もともと活動的な方が多く、仕事でも遊びでも、心身の疲労感よりのめりこむ快感が勝ってしまう場合が少なくありません。結果、**「休み下手」**となり、知らずと疲れを溜め込んでしまいがちなのです。

本人は「今、すごくノッてる、やめたくない」という感覚になっていても、そのまま休みなしに突っ走れば、どこかでバタンと倒れてしまいかねません。

そんなタイプの人が自分の疲れに気づいたときには、たいてい、体の危険信号が点滅している状態ですから、「ちょっと疲れたかな？」という感覚に素直に従って上手にペースダウンすることをオススメします。

【疲れのサイン】目、側頭部、首、肩、爪に現われる

・首や肩の筋肉がこる、まぶたが痙攣《けいれん》する。
・目が疲れる、ドライアイ、目の充血が起こる。
・爪が割れる、二枚爪になる。
・冷えのぼせが起こる（手足は冷たいのに、脳の血流が多いため上半身に熱を感じる）。
・手足に汗をかく。
・お腹（おへその左側）が、ドンドンと脈打つ。
・側頭部がズキズキ痛む。

【即効！　疲労解消法】

・温タオルなどで目を温める。
・1時間集中したら10分休むなど、意識して休みをとる。

・散歩・深呼吸などのリズム運動を20分間行なう。ガムを噛む。
・背中側の筋肉をしっかりと伸び縮みさせてテレビ体操をする。
・大きく口を開けて「あ」「え」「い」「う」「え」「お」「あ」「お」と発声する。

【じっくり癒やす！　体質管理法】

・指圧、鍼灸、アロママッサージなどで筋肉の緊張をゆるめる。
・露天風呂で半身浴をしてゆったり過ごす（窓を開けた浴室でもOKです。熱が室内にこもらないようにすることがポイント）。
・自然の中で、ただボーッとする。
・通勤・通学はリュックを背負い、両腕を振ってウォーキング。
・クラシックなどのゆったりとした音楽を聴く。

【ひと言メモ】

東洋医学における「肝」は、全身に血流を巡らせることで、活動をするために必要な栄養補給を行なう働きのこと。その性質を持つ「木」タイプは、1つの課題を達成するまで、体力が続く限り戦い続けてしまう傾向があるので、活動させている場所にだけ血流が偏ってしまうことに。

「何もしない」「休息をとる」ということに罪悪感を抱いてしまうかもしれませんが、**しっかり休むからこそ、よりよい仕事ができる**のです。「いい仕事をするための必要経費」として、しっかりご自愛ください。

「土」タイプ

B

「おっとりしたマイペース」型

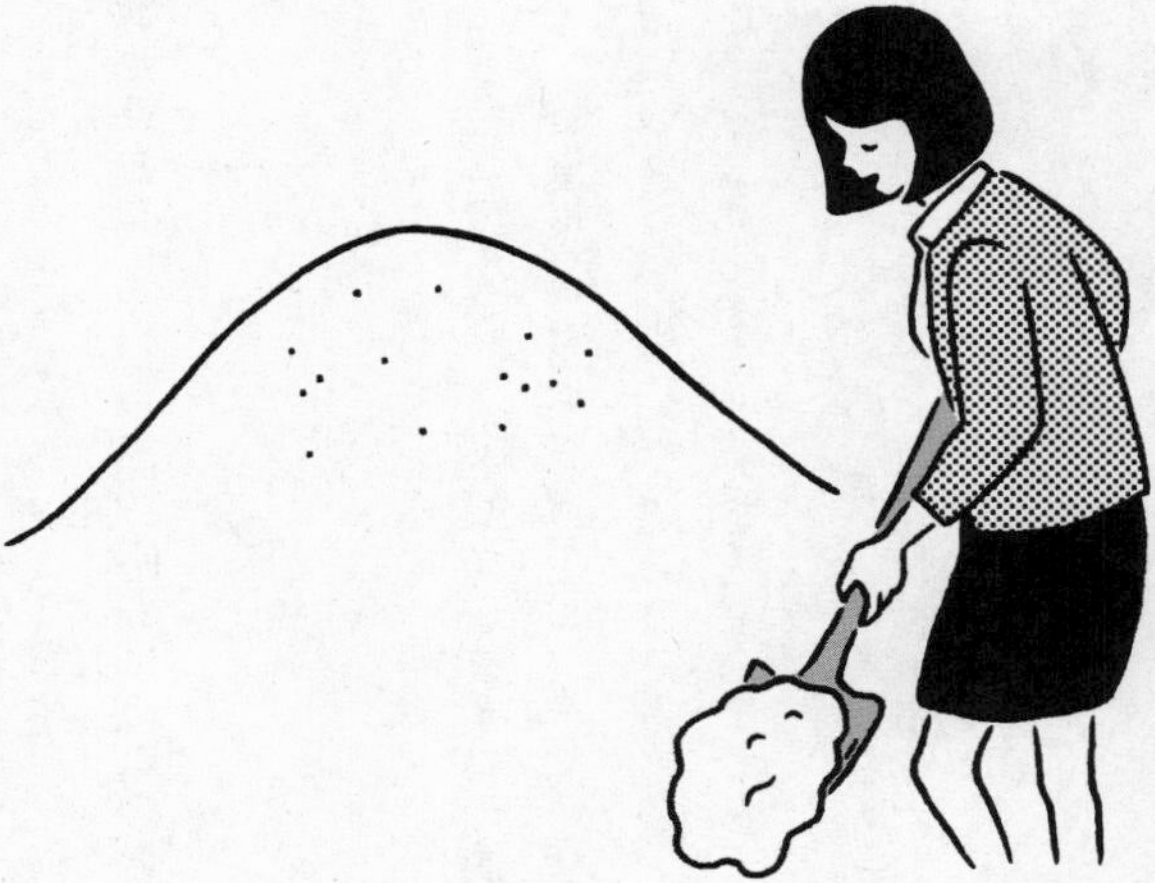

□腰はやや重いが、一度始めたことには長期的に責任を持って取り組む。

□自分のペースで動きたい。急《せ》かされるのは苦手。

□お腹が弱い。ストレスで腹痛になったり、下痢《げり》をしやすい。

【特徴】

いわゆる「癒やし系」と言われる方が多いようです。イベントなどで派手に目立つことより、**安定感が持ち味**です。反面、活発度は低いほうで、行動力には少し欠けるところがあります。

【疲れに対して】

このタイプの特徴は、疲れや不調、ストレスが**まず口の周りや胃腸の働きに現われること**。俗に言う「お腹が弱い」「胃腸が弱い」という自覚しやすい特徴があるので、自分の体質について、客観的に見られる方も多いようです。ですから、「いつもの腹痛なんで、○○すれば大丈夫です……」という具合に、自分なりの対処法を持つ人も。体質に合わせて的確にケアし、休息をとることができれば、その体質的な「お腹の弱さ」も緩和することができます。

【疲れのサイン】胃腸や口元に現われる

・「肩がこっている感じ」があるのに、触ると軟らかい。
・口内炎や口角炎ができる。
・食後に膨満感がある。
・昼食後に猛烈に眠くなる。
・朝からむくむ。
・食べたいのに食べられない、というときがある。
・食べたくないのに食べてしまう、というときがある。

【即効！　疲労解消法】

・お腹が空いたら葛湯を飲む。
・足首をピーンと伸ばす。
・おへその上10㎝くらいの場所を、息を吐きながらおさえる。
・チョコレートを1粒食べる。

【じっくり癒やす！　体質管理法】

・陽だまりでのんびりする。

・プチ断食をする（たとえば、半日だけ何も食べない、固形物はとらずにジュースだけにするなども効果があります）。

・ピラティス、腹筋運動、大股・腕振り歩きで腹横筋《ふくおうきん》（おへその両脇の筋肉）を鍛える。

・ごはんを軟らかめに炊く。

・ティースプーンで食べる（ひと口の分量を少なくする）。

・15分ほど、食休めの時間をとる。

【ひと言メモ】

「脾」とは食物を消化・吸収し、血液を栄養たっぷりな状態にして全身を養う働きのことです。その性質を持つ「土」タイプの体質の疲労解消には、胃腸機能の補助、負担軽減をすると効果的。

食べたものの消化には、胃で3～5時間、小腸で5～8時間かかるといわれています。寝る直前に飲食すると、睡眠中も胃腸を働かせていることになるのでなるべく避けましょう。**胃腸が空っぽになる時間を意識的につくると◎。**

「金属」タイプ

C

「空気をよく読むロマンチスト」型

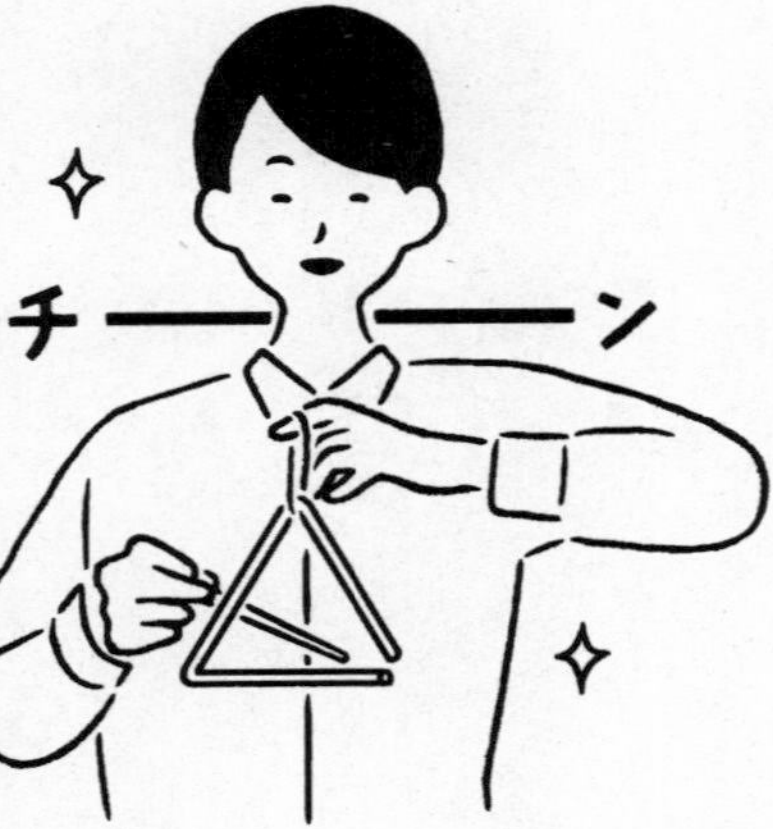

□ユーモラスで盛り上げ役になることが多い。

□楽しいときと落ち込んだときの気分の差が大きい。

□比較的、上手に「気分転換」と「休息」をとることができる。

□疲れると喉や鼻の調子が悪くなり、肌あれをしやすくなる。

【特徴】

場の空気をよく読み、ロマンチストで、**相手を喜ばせるサービス精神も旺盛**です。盛り上げ役には最適ですがその反面、感情の振れ幅が大きいので、パワーを使い切ってしまうとすぐに落ち込みがち。一人でいるときには、メランコリックな気分に浸ることもしばしばあります。

【疲れに対して】

このタイプは「木」タイプとは反対で、**「息抜き上手」**な発散傾向にあります。

私はこの「金属」タイプなのですが、倒れてしまうまで疲れに気づかず没頭することなどありませんし、集中して原稿を書いていたかと思ったら、次の瞬間には気になるニュースをウェブでチェックしたり、それがすぐにネットサーフィンにまでつながったり、「コーヒーでも飲もうかな」と席を立ってしまったり……。

何か1つの作業をまとめて取り組むよりは、**色々なことを同時進行して、少しずつ取り組んでいったほうが高い集中力を維持でき、結果につながりやすい**ようです。

【疲れのサイン】呼吸器系、肌に現れる

・肌が乾燥する。
・鼻が詰まる。
・呼吸が浅くなる。
・大胸筋《だいきょうきん》（鎖骨中央と脇の下を結ぶ線の中間）にあるツボを押すと痛い。
・腕が上下左右に動かしにくくなる。
・肩甲骨《けんこうこつ》の間がこる。
・喘息を起こしやすい。

【即効！　疲労解消法】

・乾布摩擦《かんぷまさつ》。
・歌う。
・いつもとは違うルートで通勤してみる。

【じっくり癒やす！　体質管理法】

・軽く汗をかくくらいのスロージョギングやウォーキング。
・1泊の小旅行。
・いつもは電車で行く場所に、自転車で行ってみる。
・具体的な計画を立てずにお出かけ。

【ひと言メモ】

「肺」は、呼吸によるガス交換や酸素補給による代謝をする役割を担っています。このため、**体調不良や疲れが風邪のような症状で出やすい**のが特徴です。

そんな性質を持つ「金属」タイプは、休日を家でのんびり過ごすよりも、気分転換に出かけたほうが疲労解消になります。ただし、夜は体質に関係なく「休むべき時間帯」なので、外出や運動は朝から夕方までの時間帯に行ないましょう。

気分転換がとくに必要なタイプなので、**適度に気を紛らせながら仕事を進めたほうが効率がいい**ということを、周囲も理解してくれるといいですね。

D

「水」タイプ

「愛され上手の要領よし」型

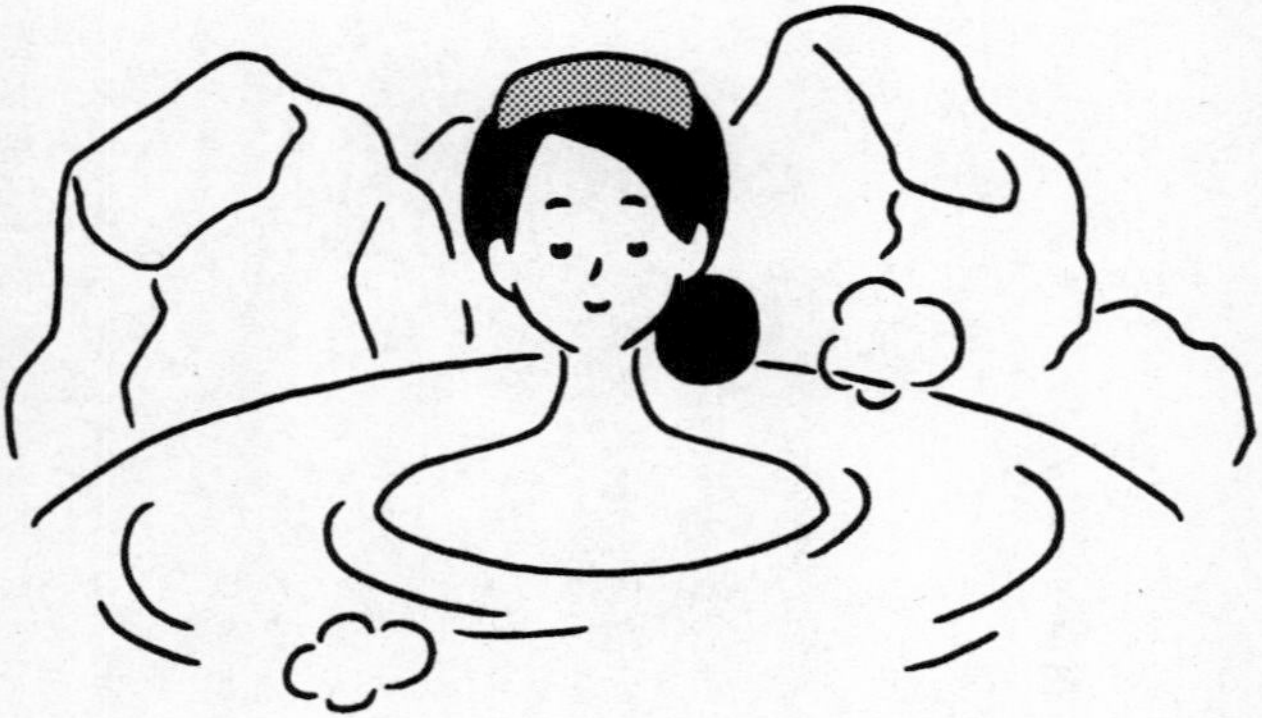

□誰にでも愛想がよく、人気がある。

□新しいことに挑戦するよりも、慣れ親しんだやり方を好む。

□疲れると「老けた？」と言われがち。シワやくすみ、全身がだるいなどの症状が出る。

【特徴】

腰が低く、**愛想のいい人気者タイプ**の人が多いようです。

気配り上手でもあり、みんなから愛されるキャラクターです。一方で怖がり屋の一面もあり、決断したり、課題を達成したり、新しいことに挑戦したりするのは、やや苦手。**体力や根気が続かない**ので、途中でひと休みすることもよくあります。


【疲れに対して】

このタイプをひと言でいうと、**疲れが外見に現われやすい人**。疲労が溜まると髪がパサつく、肌がくすむ、体の動きが鈍くなる、聞き直しが多くなるなど、「老けた」ときと同じような特徴が見られます。また、年齢を重ねるにつれて、どの体質の人も、徐々にこの「水タイプ」の傾向が加わっていきます。


【疲れのサイン】下半身、毛髪、骨、歯、耳に現われる
・足腰がだるくなる、手足がほてる（発熱性消耗性疾患）。

・髪のツヤがなくなる、白髪が増える。
・耳鳴りがする、耳が聞こえにくくなる。
・筋張《すじば》ったこりが生じる。
・目の周りがくすむ、目の下がたるむ。
・鼻の両脇から口にかけての「ほうれい線」が目立つ（むくみ）。
・歯が浮く感じがする。

【即効！　疲労解消法】

・階段の上り下りによる腰回りのストレッチ（腰を少しねじりながら歩くと◎）。
・爪先立ち。
・ゴルフボール踏み。
・15分の仮眠。
・味噌汁を飲む。

【じっくり癒やす！　体質管理法】

・適度な休息をしたらヨガやストレッチをする。
・遅くとも夜12時までに就寝する。
・月に一度は、ヘトヘトになるまで運動をする（とくに登山がオススメ）。

【ひと言メモ】

「腎」の体質では「疲れのサイン」が、とくに足腰の不調や耳、髪などの諸症状として現われます。東洋医学では水分コントロールやミネラル調整などを行なうと考えられており、機能の衰えが「老化」として反映されやすいタイプでもあります。

また、このタイプは筋肉や関節が硬くなるので、ヨガやストレッチで体をほぐすと効果的。体液の循環が促進され、手足のむくみ解消にも役立ちます。ただし、汗をかきすぎてミネラルを失ってしまう「ホットヨガ」は避けたほうがよさそうです（175ページ）。

「水」タイプは**「しっかり動いて」「ゆっくり休む」のメリハリが疲労回復のポイント**です。できる限り、夜は早めに休むように心がけてください。

コラム

「疲労」と「疲労感」

「疲れ」を厳密に見ると、「疲労」と「疲労感」の2つに分かれます。「疲労」とは、活動を続けたことによって生じる生理現象で、乳酸などの疲労物質が原因となっている場合を指します。また、心臓病や肝炎などの病気によって引き起こされる疲労もあり、どちらも適切な対処をしなければ解消されません。

一方、「疲労感」は、疲労物質が溜まっていなくても感じられるものです。「疲労感」による疲れは気分によって変化することが多く、たとえ疲れを感じていても「臨時ボーナス」などがあれば、疲れていたことも忘れてしまえたりします。

「疲労」を溜めやすいのが「木」「水」タイプ、そして「疲労感」を溜めやすいのが「土」「金属」タイプです。どっちにしても本人にとっては大問題ですが、より体への負担が大きい「木」「水」タイプの方は、疲れを感じたら早めに休む習慣をつけましょう。

忙しい人ほど知っておくべき疲労回復の一番のコツ

体質ごとの傾向や、疲れのとり方をご覧になって、いかがでしょうか。

これらの「体質」は、体の働き方の偏りのことです。おそらく、自分のタイプのところを見ていただくと、

「言われてみると、たしかにそうだ」

と当てはまることが多かったと思います。

とはいえ、根深い疲労も体のクセを感じているだけなので、**病院で検査を受けても異常が見つからないケースがほとんど**です。それだけに、健康と病気の境目には、いつも**「自覚」**というセンサーを働かせていただきたい。

その際の指標は、私たちが直感的に感じる「いい感じ」と「イヤな感じ」、そ

して「幸せな感じ」「健康な感じ」「心地いい感じ」です。
たとえば満腹度で見れば、
「よし食べた、もう満足」：100％
「もうお腹いっぱい。ちょっと食べすぎたかなあ。大満足！」：120％
「おいしかった！　あと1皿、追加してもいいけど、今も十分心地いい」：80％
といったところでしょう。
80％で食事を終えると、しばらくしてから血糖値が上がって満腹感が訪れるので、満足度の割にお腹への負担は軽くて済みます。この、「80％の絶妙に充たされた爽快感」があなたの体の「いい感じ」。
物事のすべてを数値化しなくても、「爽快感」を知っていれば体を健康に維持することはできるのです。
この、「爽快感のある状態」は、体のすべての感覚に当てはまります。私はこの状態を**「フィールグッド」**と呼んでいます。心が弾むようなうれしい出来事があったり、よしなしごとを忘れ去ってしまいそうな美しい自然の景色を見ているときの感覚、これも「心のフィールグッド」です。

心地よい状態にあると、体はおのずと元気を取り戻します。様々な感覚がこの状態になることを目指していくことが、「疲れ」を上手に受け流し、解消していくための一番のコツなのだと、東洋医学は伝えているのです。自分にとって、どんな状態が「心地よい」と感じ、「爽快感を覚える」のか――**あなた自身の「フィールグッド」探し**を、ふだんから心がけてみてください。

体質はすぐには変わらない。折り合い方を探っていこう――

「チェックテストによると、私は『水』タイプみたい。でも、『金属』タイプになりたいです」

もしかしたら、このように「体質を変えたい」と思う人がいるかもしれません。

でも、東洋医学の目的は、それぞれの体質に合った治療を行ない、病気という過剰な偏りを調節して、患者さんが持っている体質へおさめること。**体質そのものを変えるのは、とても難しいこと**なのです。

もしも体の個性を変えたいのであれば、ライフスタイルを見直すところから始めましょう。持って生まれた体質は変えられなくても、今までに培ってきた部分は変えていくことができるはずです。

「運動が嫌いだったけれど、ヨガを始めてみようかな」

「お酒のアテを、乾き物から酢の物に変えてみた」（127ページ）

など、ちょっとしたことからまずは**2週間続けてみると、これまでとは体の感じが少し変わってくる**ことに気づくでしょう。

30代の、とても責任感が強い女性、Bさんの例を紹介します。

彼女は当院に鍼治療にいらっしゃっていますが、エネルギッシュな「木」タイプ。ドラッグストアの調剤部に就職しましたが、薬剤師が自分一人しかいなかったために、休憩をとることもなく一日中頑張って働いていました。

しかしあるとき、体力と精神力の限界を超えてしまい、倒れてしまったのです。倒れて初めて、自分が「木」タイプであることを知り、体の声に耳を澄《す》ませることの重要性がわかったといいます。最近では、意識的に運動をしたり、気分転換の時間をとっているそうです。

Bさんのように、行動を変えたからといって、すぐに体質が変わるというわけではありません。

適度な運動をするのも働きすぎを改善するのも、身の回りのストレスを整理したということです。**2週間経てば脳神経にクセがつくといわれますが、体の個性（体質）を変えるためには、何年にもわたった継続的な働きかけが必要となってくる**のです。

体質維持は目的ではなく、自分らしい暮らしの結果です。無理なく自分を追い込まず、心地よく感じられる範囲で、体の個性を整えましょう。

Bさんも、今はゆっくりと時間をかけて自分のペースと人生を取り戻しつつあります。それでもやっぱり、ときどき無理をして頑張ってしまうことがあるようなので、焦らずに自分のペースを確かめてもらっているところです。

今の体質を批判的に捉えて「変えよう」「改善しよう」と望むより先に、**その体質とうまく折り合い、毎日をより快適にする方法を考えましょう。**

ここでは少し方向性を変えて、疲労から出る症状に注目していきましょう。

・肩こり

【デスクワークによる肩こり】「木」タイプによく見られます。「テレビ体操」を真剣に行なった後で、「肩井《けんせい》」にお灸《きゅう》をしながら15分間の瞑想をするなど、緊張と緩和という両極な刺激がオススメ。

【軟らかい肩こり】「土」タイプに多く見られます。オイルマッサージ、温泉で半身浴など、運動以外の「流す」系のケアがオススメ。

【カチコチの肩こり】「水」タイプに多く見られます。ヨガやピラティスなど、柔軟性を失い硬くなった筋肉をゆっくり伸ばすことがポイント。

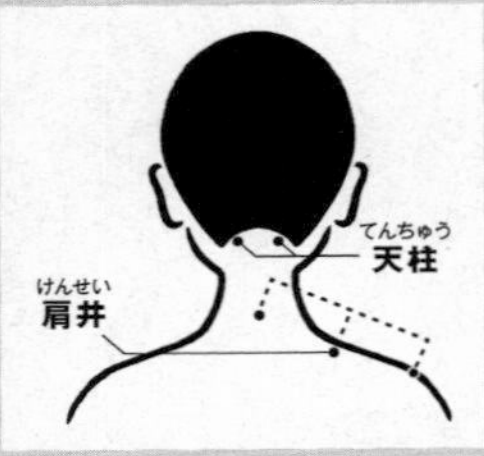

・腰痛

【慢性の腰痛】とくに「木」タイプに見られ、多くはストレスによる筋肉の緊張をゆるめることで改善します。腰ヒネリ系のストレッチを、ゆっくりと。

【急性の腰痛】ギックリ腰などの急な腰痛は、安静が一番。前かがみの姿勢がツラいのも、「木」タイプの腰痛の特徴です。冷シップをしながら、「懸鍾《けんしょう》」を強めに押して。

【体が硬い人の腰痛】代謝が落ちやすい「水」タイプに多い。1日1万歩の実践で筋力低下を防ごう。

【胃の裏側が痛む】「土」タイプに多く、胃腸の負担が原因です。「胃兪《いゆ》」「足三里《あしさんり》」へのお灸が効果的。

・眠気

【食後の眠気】典型的な「土」タイプの症状。よく噛ん

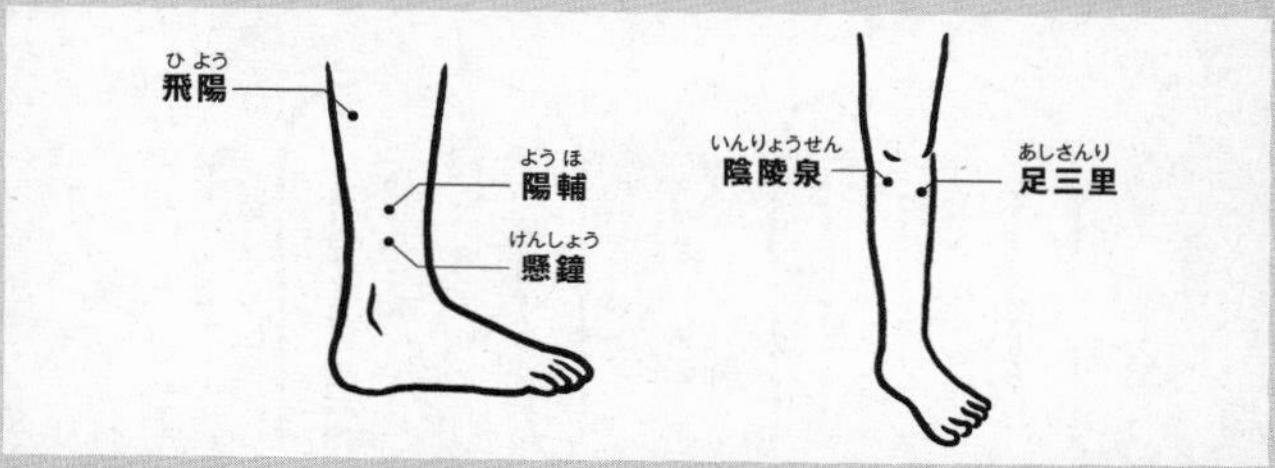

で腹八分目に。「中脘《ちゅうかん》」「足三里」のお灸も◎。

【寝つけない】頭が活動から休息に切り替わらない「木」タイプの症状。夕食後はテレビを消してリラックス。「カモミール」のハーブティーがオススメ。

【どれだけ寝ても眠い】休息の質が低い「水」タイプの睡眠不足。通勤時に20分間歩くことで、安眠ホルモンが働くコンディショニングを心がけましょう。

・目の疲れ

【眼精疲労】典型的な「木」タイプの症状。目への血流低下が原因です。サランラップでくるんだ蒸しタオルをアイマスク代わりにして、15分間、仰向けで深呼吸を。

・便秘

【ストレスで食欲が変化する】とくに過食時期に便秘に

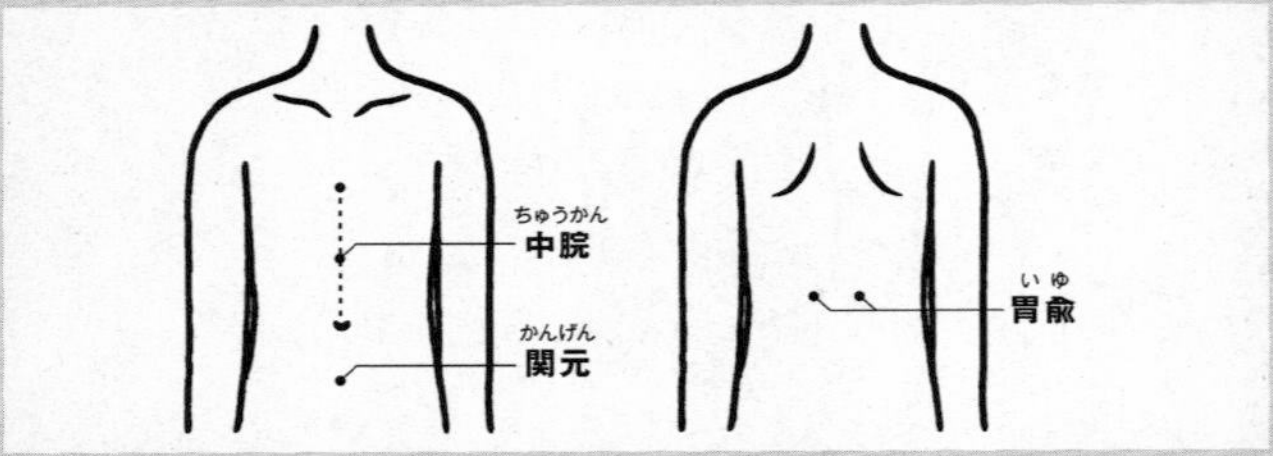

なる「土」タイプの人は、消化器系が働きすぎて、大腸が水分を吸収しすぎてしまうことが問題。飲み水をミネラルウォーター（硬水）に替えて、マグネシウム補給を。

【便秘と下痢を繰り返す】一般的にストレスからくるものが多く、「木」タイプの人に見られます。寝る前におへその上にカイロを置いて、朝起きたら乾布摩擦。長期化する場合は病院で検査を。

【便意がない】お通じの35％は、腸壁から剥《は》がれた古い細胞と雑菌です。大腸の働きが弱り代謝が下がると、大便の量も少なくなります。「水」タイプに多く見られるこのタイプは、腰をカイロで温め、「関元《かんげん》」へのお灸が◎。

・下痢

【いつも軟便】典型的な「土」タイプ。胃腸全般の働きが不十分なので、「冷やさない」「食べすぎない」こと。「中脘」「足三里」「陰陵泉《いんりょうせん》」へのお灸が◎。

【下半身が冷えてむくむ】「水」タイプに多い。下半身

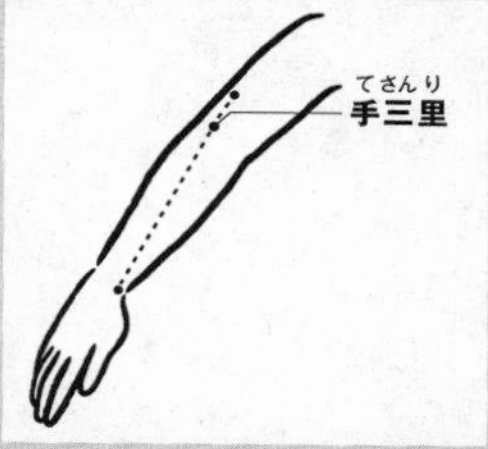

の血流が足りずリンパ液が溜まりがちなので、「よく歩く」「膝を冷やさない」「腰を温める」こと。

・頭痛

【頭の横側が痛む】デスクワーカー、「木」タイプが悩まされることが多い。まずは「しかめっ面《つら》」と「食いしばり」を止めて「手三里《てさんり》」「陽輔《ようほ》」を強めに刺激。

【頭の後ろ側が痛む】主に「水」タイプ、「木」タイプの混合です。姿勢を正して「天柱《てんちゅう》」「肩井」「飛陽《ひよう》」をしっかりと刺激。

【重い鈍痛】雨降りのときによく見られ、主に「土」タイプの頭痛といわれています。半身浴で汗をかいた後で、冷たいシャワーで軽く引き締めを。「頭維《ずい》」への刺激も◎。

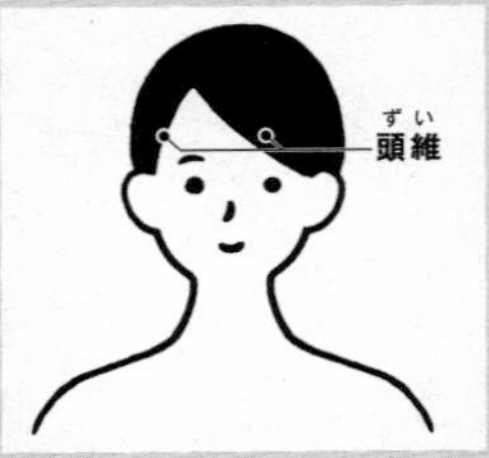

第3章

スタミナと元気を生み出す「食養生」

私たちの体は、食べたもので つくられている

「医食同源」や「You are what you eat.（あなたは、あなたの食べたものでできている）」という言葉を聞いたことがありますか？

洋の東西を問わず、食がその人の体や健康に大きく関わるという認識は、いつの頃からかあるようです。

考えてみればそれは当たり前のことで、私たちの体の組織、活動するときのエネルギーのほとんどは、口に入れたものからつくられています。つまり、**「食」を見直すことは、溜まった疲れを解消し、さらには疲れにくい体をつくるための近道**というわけです。

「何を食べるか」は、じつは自分で決められていない

多くの人は、「何を食べるか」を自分の意思で自由に決めていると思っています。自炊をしている方だけでなく、好きなお店で外食している方も、「何者かに決められたものを食べさせられている」という感覚はないはずです。

しかし実際には、**私たちが口にするものや味の好みは、様々な要因によって「決められて」います。**

たとえば味の好み。これは、幼い頃から慣れ親しんだ母親の手料理によって育まれています。家庭の味こそが、その人の「味覚の基本」となって、「おいしいもの」「おいしくないもの」「好きなもの」「嫌いなもの」が決められるのです。

また、その母親の手料理のレシピや調味料は、住んでいる地域の気候風土や文化の影響を色濃く反映しています。

その人の食事を決めるのは、「家庭の味」によるものだけではありません。

「できれば毎食を手づくりしたいけれど、仕事からの帰宅が遅くなってしまうので、つい外食したり、出来合《できあい》のお惣菜《そうざい》を買う機会が多くなってしまう」

「自分が暮らしている地域のスーパーマーケットでは材料が揃《そろ》わなくて、薬膳《やくぜん》には興味があるけれど実際にそれをつくることは難しい」

「オーガニックな野菜を買いたいけれど、高額なためにすべての食材を揃えることが難しい」

という社会的・経済的な影響や制約もあります。

このように、**私たちの暮らしや健康と切り離すことのできない「食」は、決して自分の意思だけで決められていない**のです。

健康情報が、私たちから健康を奪うという皮肉(!?)

また、現代には健康情報が溢《あふ》れかえっています。でも、今のあなたの食生活や、世の中で「よし」とされている健康習慣が、自分の体質や体調に合っているとは限りません。

たとえば、少し前に「毎日2リットルの水を飲みましょう」という健康法が流行りました。そうしたら、

「夕方になると、足がひどくむくむんです」

というOLの患者さんが増えたのです。それもそのはず、食事でスープや味噌汁をとっている人、食事の最中や前後にお茶を飲む人、毎晩お酒を楽しんでいる人、ほとんど運動をしない人、そして一日中オフィスで座り仕事をしている人が、2リットルの水を飲んだら当然、むくんでしまいますよね。

毎日ヨガやピラティス、あるいはジョギングをして汗をかいている人には、それに合った健康法があります。反対に、体を動かす習慣のない人にも、それに合った健康法があるのです。

健康的な人が行なっている健康法はとても説得力があるように見えますが、すべての人に合っているとは限らないということを忘れないでください。

そこで本章では、生活習慣の中でもとくに「食」に注目して、より「疲れない体」「溜まった疲れがすぐに抜ける体」づくりを目指していきます。

「これさえ食べれば疲れない」などと安《やす》請《う》け合《あ》いはできませんが、それでも、**「より疲れにくくなる食べ方」「疲れが溜まった体にやさしい食事」という先人たちが残してくれた知恵がある**のです。その知恵に基づいて、4つの体質ごとの適切な食材や食べ方についても、お伝えしていきます。

「食べるもの」よりも「その食べ方」に目を向ける

食を通して健康を考えるとき、私たちはつい「何を食べるか（食品・食材）」に目を向けがちです。たとえば、

「〇〇を食べると健康にいい」というテレビ番組が放送されるたびに、スーパーの食品売り場からその食材が消える、といった話がたびたびニュースになっています。

しかし、「何を食べるか」は前述の通り、

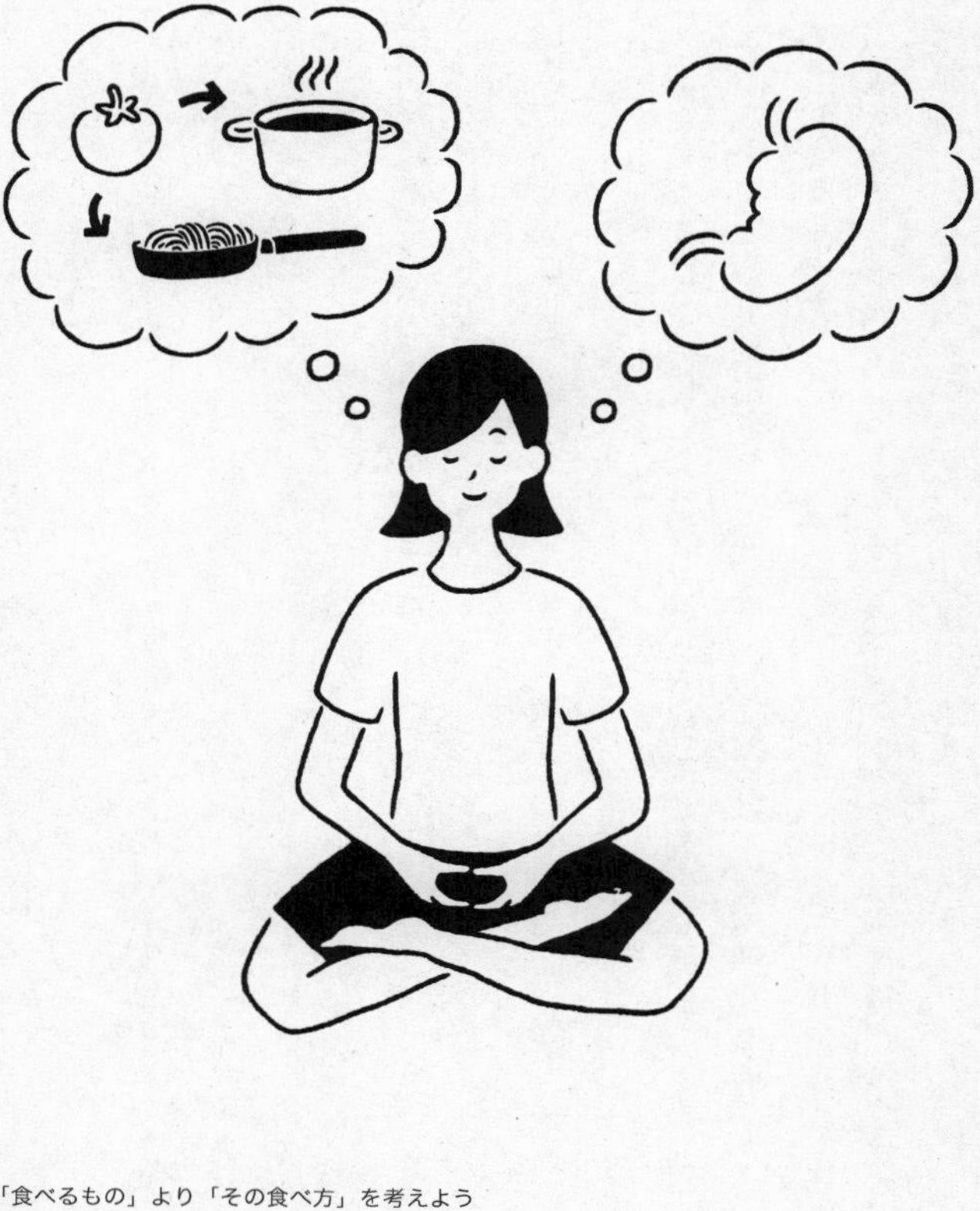

「食べるもの」より「その食べ方」を考えよう

「今のライフスタイルの中で、どんなものが食べられるのか？」
「これまで何を食べてきたのか？」
といった、様々な制約を受けています。自分の思い通りにコントロールできるものではないのです。ですから、すぐにできる疲労対策として、

「今、胃腸がどんな状態か？」

を出発点に、そこから、

「どのように調理したものがいいのか？」
「どのように食べればいいのか？」

を考えていきたいと思います。

体の中に入った食べ物は、消化というプロセスを経て、筋肉や臓器などを元気に働かせるエネルギーとして利用されます。そのためには、まず消化機能がしっかり働かなくてはなりません。

ところが、様々なストレスによって心身が疲れていると、自律神経が緊張に働いてしまうので消化・吸収機能が低下してしまいます。

食べ物の消化・吸収が滞ると、その先にある数多《あまた》の代謝サイクルも滞ることになり、代謝の悪い体、つまり「疲れやすい体」になってしまうのです。

よく吟味《ぎんみ》された食材を使い、栄養も滋養もたっぷりの健康的な食事をしているのに、なぜだか不健康そうな人を見かけませんか？　たとえば、オーガニック食材を食べているのに肌あれしている人、栄養バランスに気を配っているのに血色が悪く風邪を引きやすい、というような人たちです。

じつはそんな不調の背後には、食材には気を遣っているけれど、自分自身の胃腸の状態にまでは気が回っていなかったという実情があるのです。

こんな症状が現われていたら要注意！「舌」の健康チェック――

果たして皆さんの胃腸は、日々の食事からスムーズに栄養補給ができているのでしょうか？　病院へ行って人間ドックに入ったり血液検査をしなくても、たったの10秒でチェックすることができます。方法は簡単。「舌」を見ればよいのです。

これは「舌診《ぜっしん》」という、伝統的な東洋医学の診察法です。鏡の前で、ご自身の舌を診てみてください。

さて、胃腸が健康な人は、こんな舌をしています。

①舌の形……唇を底辺にした二等辺三角形で、舌先がきれいに尖《とが》っている

②舌の色……薄ピンク色（食べ物でいうと中トロのような色み）。

③舌の苔……舌の付着物が白色で薄く、舌の表面が透けて見えている状態。

この3つの観点をもとに、さっそくチェックしていきましょう。朝起きて、歯磨きのときなどに、舌をつき出して鏡に映してみるのがよいでしょう。

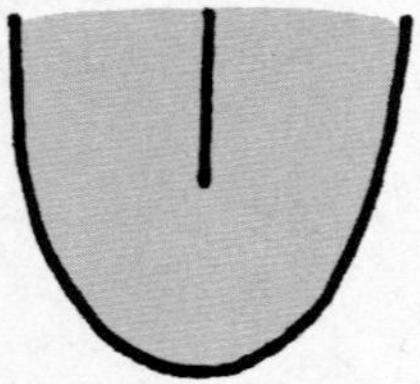

健康的な舌

① 舌の形をチェック

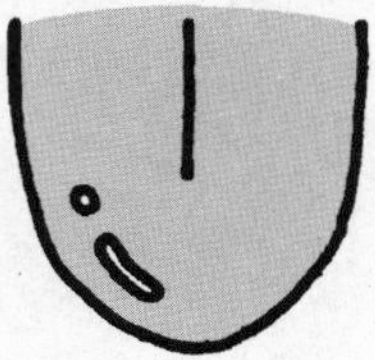

舌がぽってりと
分厚くなっている
→胃腸に負担が
　かかっています。

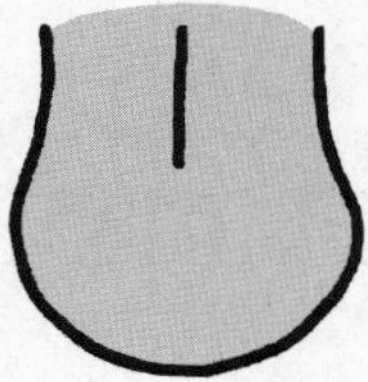

舌の先端が丸く、
唇の幅いっぱいに
広がっている
→水の流れが
　滞っています。

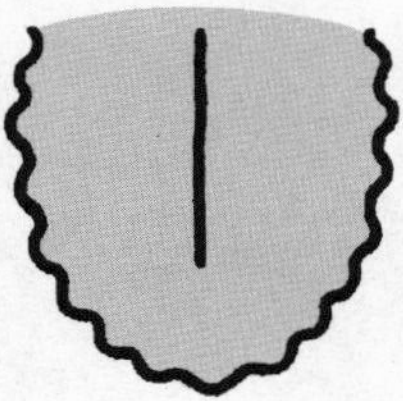

舌の側面に
歯型がついている
→水分のとりすぎです。

② 舌の色をチェック

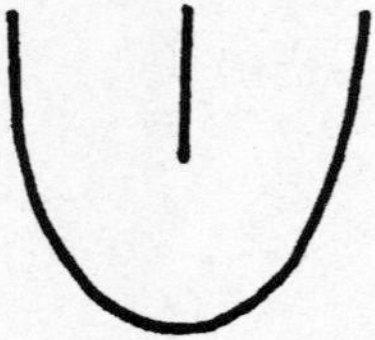

血の気がなく
白っぽくなっている
→胃腸が弱っています。

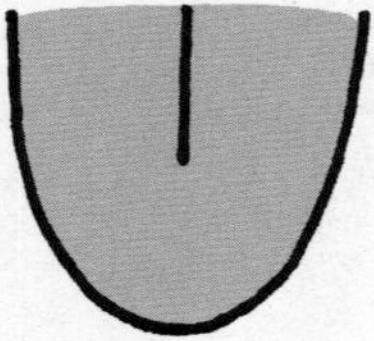

赤みが目立っている
→食べすぎの傾向があります。

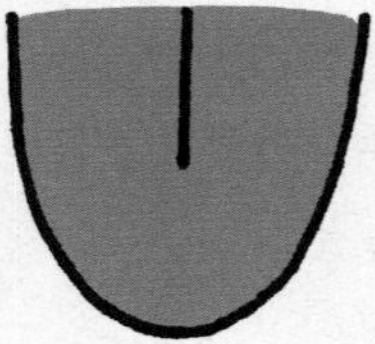

赤みが黒くくすんでいる
→血流が滞り気味です。

③ 舌の苔をチェック

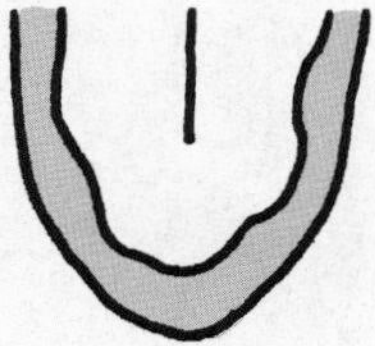

苔が
黄色っぽい
→カロリーのとりすぎです。

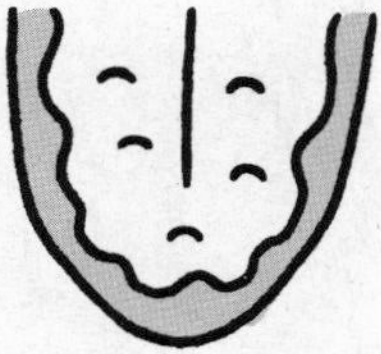

苔が
分厚くなっている
→水の代謝が落ちていて、
体が冷え気味です。

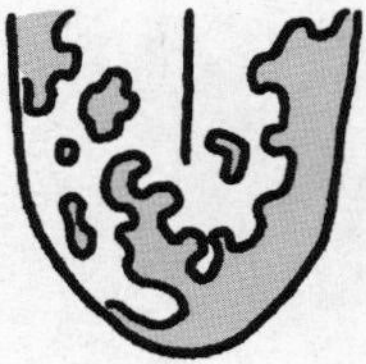

ところどころ
苔が剥がれている
→胃腸が弱っています。

健康な状態の舌と比べて、今のご自身の舌はどうでしょうか？

いくつかの状態が複合的に舌に現われることもありますから、判別が難しいケースもあります。しかし、いずれにせよ１０２ページで紹介した「健康な舌」の３つの条件との違いは、体から発せられる「不調のサイン」です。

ここで何か引っかかった人は、今の食べ方がご自身の体質や体の状態に合っていない可能性が大。つまりは、**胃腸に負担をかけないように食べ方を変えるだけで、今よりも体の状態がよくなる**ということです。

今回は舌を通して胃腸の調子を見ましたが、**体は何かあると必ず、どこかに「不調のサイン」を出しています。そのサインにいち早く気づいてあげることで、病気を防ぐことができます。**

「東洋医学は未病の医学」だと言われているのは、このサインの観察を大切にしているからなのです。

「疲れた胃腸」ではエネルギー補給も不十分

まずは、前項で「胃腸の疲れ」「不調」「負担」が舌に現われていた方、胃もたれや膨満感などの自覚症状のある方へ。

東洋医学の基本的な考え方「陰主陽従」は、56ページでお話しした通りです。これを胃腸の働きに置き換えてみると、**「胃腸をしっかり休めると、働きが活発になり、消化・吸収がスムーズになる」**ということになります。

では、「胃腸をしっかり休める」ためのポイントをお伝えしましょう。

まず、前述のように胃で行なわれる消化にかかる時間は3~5時間、小腸では5~8時間かかるといわれています。いずれも平滑筋《へいかっきん》という筋肉の働きによって消化活動がスムーズに行なわれています。

平滑筋は疲れにくい性質を持っていますが、とはいえ、働かせすぎれば自律神経や血流だけではなく、消化液の分泌やＰＨ《ペーハー》調整にも影響が及びます。「胃腸が疲れている」という状態は、消化に関わるこれらすべての活動に負担がかかっているということなのです。

胃腸を休める、基本のルール

胃腸を休めるための効果的な方法は、とてもシンプル。「胃を空っぽ」にしてあげることです。

食べ物がお腹に入っている限り、胃をはじめとする消化器は働き続けなければなりません。働きながら休む、というのが無理な話である以上、空っぽにしてあげるほかはありません。

そこでオススメしたいのは、**無理と我慢をしない「１日２食」生活**。私たちは慣例として「１日３食」の生活を送っていますが、今の栄養価の高い食べ物に囲まれた時代に、3食を食べないと本当に、栄養失調になってしまうものなのでしょうか。

そもそも自然発生的に始まった食事習慣は、洋の東西を問わず1日2食でした。やがて文明が発達し、明かりによって夜が遅くなるという不自然なライフスタイルに合わせて、「1日3食」という新たな習慣へと移り変わっていったというのが定説です。

しかし、この「1日3食」が定着してからも、食に関する意見は様々です。

日本においてこの「1日3食」は、昭和10年（1935年）に内務省栄養研究所（現・国立健康・栄養研究所）から提唱されました。当時、1日に必要だと思われていたカロリー（2500〜2700キロカロリー）を摂取するためには、3回くらいの食事がちょうどいいだろう、ということだったのです。

しかし、現代のように高カロリーな食事が豊富にあって、しかも必要なカロリーが1800〜2200キロカロリーへと引き下げられた中で、果たして「毎日3食」を食べなければならないのでしょうか？

ですから、その日の胃腸の状態に合わせて1食を抜いてみたり、軽めの3食にしたりと、食事を自分のペースに合わせてみるのがオススメ。

遅めの朝食（ブランチ）と早めの夕食で1日2食にして、食事と食事の間をしっかりと確保するのもいいですね。翌朝は**いつもより体が軽やかで、自然と空腹を感じる**はず。それが、胃腸が十分休まり、リセットされたサインです。

私は無類の甘党だということを患者さんがご存じなので、差し入れでよくケーキをいただきます。

生もので日持ちしないし、棄《す》ててしまうのも申し訳ない……と、自分に甘い言い訳をして、1日に3個くらいは平気でケーキを食べてしまいます。でも、その後の食事をコントロールすることで、胃腸の負担を軽くしているのです。

たとえば、夜は、シイタケやみつばをたっぷり入れた卵雑炊《ぞうすい》を茶碗に1膳だけにしてみたり、鶏のささ身をトッピングしたサラダだけにしています。これによって栄養のバランスを考えながら、胃腸にかかる負担を軽くすることにしているのです。

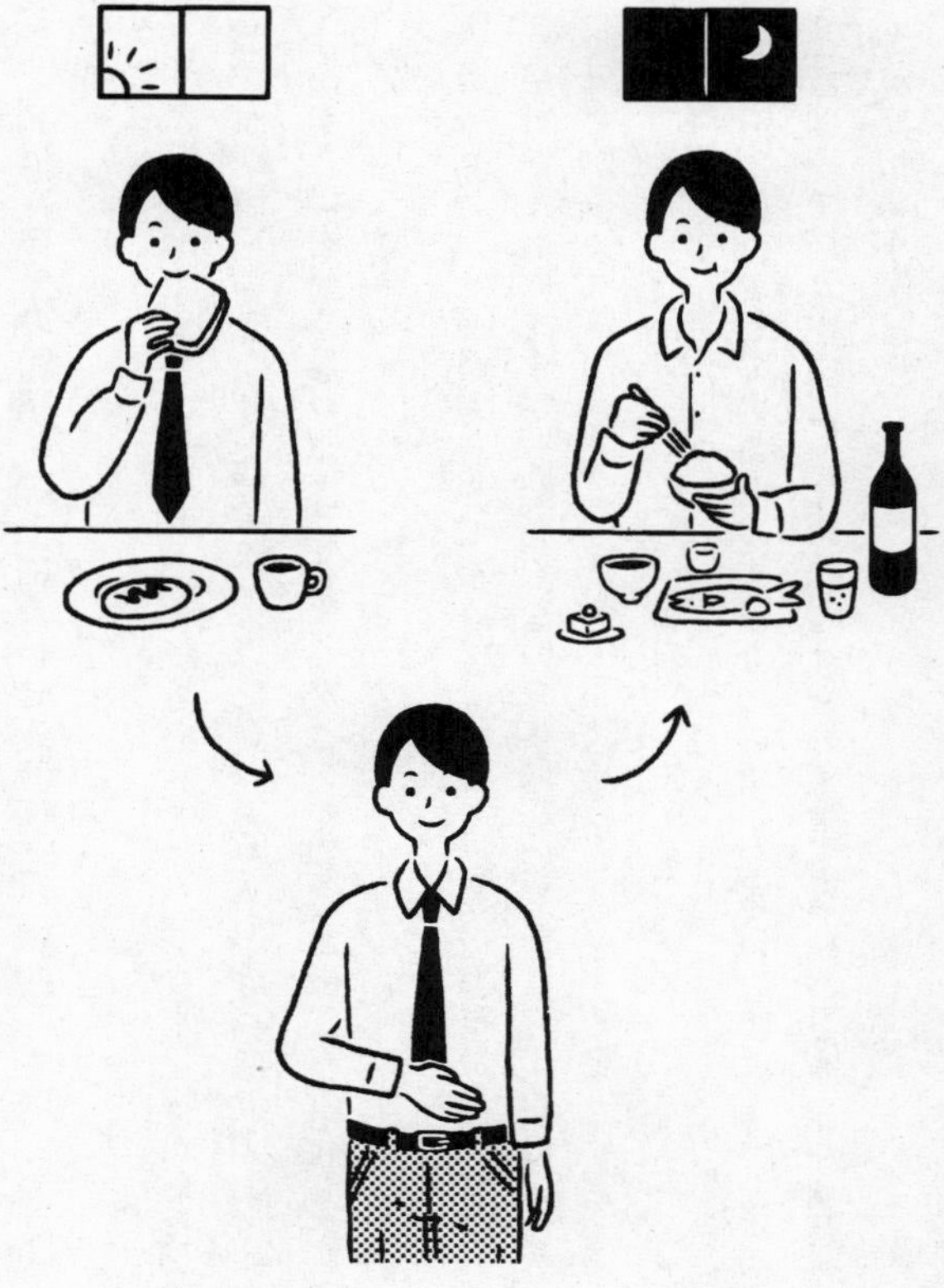

たまには1日2食で胃腸を休ませよう

ここでも大切にしているのは、胃腸に重さを感じないフィールグッド。このようにして、私は**「自分の胃腸の調子に合わせる習慣」を実践**しているのです。

「2食にすると、かえって太る」という説もありますが、炭水化物から食べ始めないなど、血糖値をいきなり上げないような食べ方を心がければ大丈夫。すきっ腹にスイーツだけをいきなり詰め込むようなことを避ければ、日常化しても問題ありません。

「食べたくないけれど、義務感的に食べるようにしています」

という患者さんもいますが、楽しくない食事は心にも体にも栄養にはなりません。

「1日2食にしようと思ったら、かえって空腹でツラい」

という方も、修行をしているわけではないので、無理は禁物。どうしてもお腹が空くときは、マグカップに1杯の味噌汁や野菜スープなどをゆっくりと味わってはいかがでしょうか。

「夜遅くに食べる」をやめるだけで胃腸が蘇る

とはいえ、いきなり「1日2食」を取り入れるのはハードルが高い、という方は、「食事をとる時間」から気をつけてみましょう。よく言われることではありますが、**睡眠に入る3～4時間前には夕食を終えておく**ことです。

寝る直前に食事をとることで一般的に言われるデメリットとしては、「肥満になりやすい」ということが挙げられます。睡眠中に血糖値が上がるので、体内で脂肪が蓄積しやすくなるのです。

そしてもう1つのデメリットは、寝る直前に食べると睡眠中にも体は働かざるをえず、しっかりと休まらないことにあります。胃腸が活発に働き続けていれば、頭は休んでいても体は「活動している」状態になります。

ですから、**就寝する直前に食事をとっていると、「しっかり寝ているはずなのにだるい」「ぜんぜん疲れが抜けない」という慢性的な疲労から抜けられない**のです。

肥満防止はもちろん、疲労防止のためにも、「夜遅くに食べない」というのは基本中の基本。1日2食であれ1日3食であれ、いつも気をつけたいポイントです。

その悪影響は想像以上！「早食い」「ながら食い」

胃腸が疲れたらしっかり休ませることも大切ですが、同時に日頃の食べ方を少し変えて、胃腸を疲れさせない習慣もつくりましょう。

そのポイントは……**あなたが「早食い」や「ながら食い」を習慣的にしているならば、それをやめること**です。「早食い」「ながら食い」がなぜいけないのか、まずは「早食い」から具体的に見ていきましょう。

「早食い」が、内臓の寿命を縮めている

早食いが胃腸に負担をかける理由は3つです。

①「噛まない」

早食いの人は、食べ物をよく噛まないで飲み込む、というクセを持っています。

咀嚼《そしゃく》は、食べ物を消化しやすいように細かく砕くばかりでなく、「唾液」という第一の消化液と食べ物を混ぜる役割を果たしています。

それが十分に行なわれないと、その先にある胃腸への大きな負担となります。

②「胃が追いつかない」

矢継ぎ早に次から次へと胃に送り込まれてくる咀嚼されていない食べ物を消化するために、胃の働きがオーバーワークになってしまいます。その結果、胃に疲れが溜まっていってしまうのです。

③「食べすぎ」

そもそも、なぜ「早食い」になるかといえば、よく噛んで味わうという途中経過ではなく、「満腹になる」「完食する」という結果を意識して、とにかく食べ物を口へと運んでしまうからです。

また、血糖値が上がって満腹感を得る前にどんどん食べてしまうので、あっという間にお腹がパンパン、ということになります。食べすぎは胃に負担をかけるとともに、肥満の原因でもありますから、ぜひ見直しましょう。

「ついごはんをかきこんでしまう」「人より、かなり食べ終えるのが早い」という人はもちろんのこと、「食後に胃がもたれることがある」「膨満感が気になるほどにお腹が張る」という人も、無意識のうちに早食いになっている可能性があります。

いずれも、よく噛むことを意識して、なるべくゆっくり食べるようにしましょう。

前章で「土」タイプの人の体質管理法としても紹介した「ティースプーンで食べる」は、ひと口が小さくなるので、きちんと噛まない早食いの人にもオススメです。

なぜ「ながら食い」が、明日の疲れの原因になるのか

次に、「ながら食い」について考えてみましょう。

消化器系の働きをコントロールしているのは副交感神経ですが、これはリラックスしているときでないと、うまく働きません。一方、視覚を使って情報を集めたり、頭を使って理解しようとしたりするときに働くのは交感神経。この2つの自律神経は、シーソーのように、一方の働きが高まればもう一方は低くなる、というバランスを保っています。

ですから、**食べながら頭を働かせると、交感神経の働きが高まってしまうので、消化器系の働きが弱まってしまいます。**

理想的なのは、**食事中は食べることに集中、そしてできれば「食休め（食後30分ほどの休憩）」をとること**です。本や漫画、テレビやスマホといった視覚情報

はシャットアウトして、副交感神経を働かせてあげましょう。これによって、胃腸がうまく消化・吸収できるようにするのです。

「ただ食べているとハイペースでどんどん食べてしまうので、本を読みながらゆっくり食べるようにしている」

などという人もいらっしゃるようですが、残念ながらよい習慣とはいえませんね。胃腸にとってはやさしくない習慣です。胃腸の疲れは、全身の疲れにつながると心得て、いつでも胃腸に気持ちよく働いてもらえるような食べ方を心がけたいものです。

「味わって、楽しく食べる」がやっぱり一番

「早食い」「ながら食い」をやめることができたら、あとは「気持ちよく食べる」だけ。食事を楽しむこと、ひと口ひと口味わって「おいしいな」「うれしいな」と感じることが大切です。**仕事のことや人間関係に頭を抱えながら食事をすると、**

何を食べたか思い出せないくらいに味気ないものになります。

誰と食べるか、どこで食べるかなども含めて、食べる時間をゆっくり楽しむことが、食事の「フィールグッド」です。

目の前の食事をゆっくり楽しく味わってくださいね。

コラム

「体力」の秘密――「先天《せんてん》の氣」と「後天《こうてん》の氣」

東洋医学では、人には「生まれ持った体力」と、「生まれた後に補っていく体力」の、2種類の体力があると考えられています。

生まれ持った体力……「先天の氣」＝腎の作用
生まれた後に補っていく体力……「後天の氣」＝脾の作用

「先天の氣」は、いわば「親の遺産」です。お金を使えば遺産が減ってしまうように、「先天の氣」は成長するにつれて減っていき、新たに増えることはありません。

一方、「後天の氣」は、「働いて得る給料」のようなもので、「先天の氣」の減り具合をゆるやかにしてくれます。消化器系を表わす「脾」が、毎日、食べ物を消化・吸収し、エネルギーを得ることで、新たに活力を補っているのです。

「先天の氣」は生まれ持った総量に差があるとはいえ、誰もが減らしていく一方ですから、日頃の心がけで改善できるのは、「後天の氣」で補える体力です。

日々、活力を補うために頑張っている「脾」が、いつも元気でいられるよう、本当の意味で「気持ちいい食べ方」をする。

これは、体質に関係なく重要なことといえるでしょう。

「どんな味をとるか」で疲労が解消!?　味覚のルール

東洋医学には「医食同源」という考え方、「薬膳」という手法があり、「こういう症状には、こういうものを食べる」「体を冷やすためには、こういう食べ物をとる」といった知恵があります。

でも、食材の効能を覚えるのは大変ですし、近所のスーパーでは手に入れにくい食材もあるので、なかなか実践が難しいもの。薬膳のセミナーや料理本もたくさんありますが、日常的には活用しにくいのが、悩ましいところです。

健康は、日々の積み重ねによって実現されるものですから、ここではお手軽さにスポットをあて、**効果的に疲れをとる「薬膳の味覚のアイデア」をご紹介したいと思います。**

「味」で選べば、コンビニ食でも疲れがとれる？

東洋医学には、「五味帰経《ごみきけい》」という考え方があります。「五味」とは酸味・苦味・甘味・辛味・鹹《しおから》味《み》のこと。そして「帰経」とは、「経絡《けいらく》（１７９ページ）」という氣の流れに作用するということです。つまり「味覚によって体を健康にする」というものです。

生理学の観点からも、「味覚」に関する注目が集まっています。

近年、旭川医科大学で行なわれている「味覚の生理学」という研究では、「味が持っている意味と、味覚という感覚によって起きる生理的な変化」を明らかにして、味覚障害者のＱＯＬ（生活の質）向上に努めています。

もともと「五味帰経」は、約２０００年前の東洋医学師たちが発見したものですが、これが現代の西洋医学でも、味覚と体の関係として着目されているのはとても興味深いことだと思います。

というわけでここからは、「五味帰経」――「味覚」で疲れを癒やす方法をまとめてお伝えします。

この知識があれば、たとえゆっくり自炊する時間がなくても、昼休みや仕事の合間にコンビニにひとっ走り、**「体質に合った味」のものを選ぶだけで、手軽に心身を癒やすことができる**でしょう。

疲れたときに刺激するといい味覚は、前章で紹介した「体質のタイプ」ごとに分かれます（タイプ診断は8〜9ページ）。

「木」タイプ――酸味

【東洋医学の視点】

「木」タイプは、頑張り屋さん気質で、活動的な人のグループです。目的遂行のために過活動（陰陽における「陽」が盛《さか》ん）になりやすいので、酸味によって引き締めるのが、疲れ解消によいといわれています。

【生理学の視点】

活発に活動したことで筋肉の中で生まれた乳酸が、体の疲労につながります。その乳酸を分解してくれるのが酸味の代表「クエン酸」。そこで、「木」タイプの疲れには「酸味」を利《き》かせます。

【疲労解消に効く食べ物】

・**梅干し**……干し梅、梅干しをつぶして湯で割ったものも◎。

・**酢の物**……お酒と一緒にとると悪酔いしなくなります。

・**柑橘類《かんきつるい》の果物**……酸味と一緒に果糖もとれるので、元気が湧いてきます。

・**酸辣湯《サンラータン》**（お酢たっぷりの酸っぱくて辛いスープ）……ストレスを抱えて悶々《もんもん》とするときは、酸味に辛味をあわせるとさらに効果的。

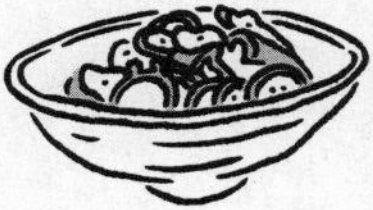

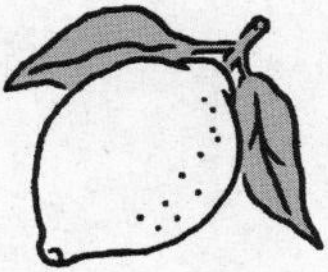

「土」タイプ――甘味

【東洋医学の視点】

「土」タイプは、食べ物をエネルギーに変えて体の栄養とすることがあまり上手ではありません。ゆえにパワー不足になって、思ったように行動できないことが多いようです。不足気味になる陰陽における「陽」は、甘味によって補うことができます。

【生理学の視点】

甘味はエネルギーのサインです。胃腸に負担のかからないように糖質を摂取して、頭と体を活性化させましょう。

【疲労解消に効く食べ物】

・**おにぎり**……パンよりごはんのほうが血糖値の上昇スピードがゆるやかでオススメ。

・**おはぎ**……油脂を使わないため、胃腸に負担をかけません。スイーツの中でもとくにオススメの一品です。

・**バナナ**……消化されやすくエネルギー供給が持続的でＧＯＯＤ。

・**卵雑炊**……軟らかく煮たお米に卵のタンパク質も同時にとれて◎。

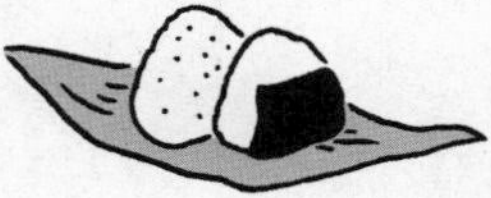

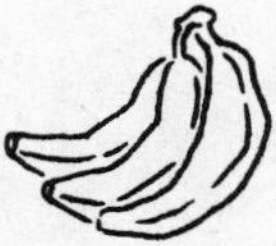

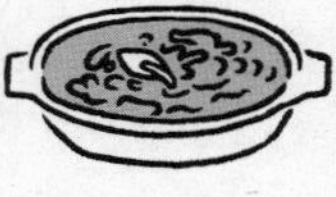

「金属」タイプ——辛味

【東洋医学の視点】

「金属」タイプは肉体的・精神的なストレスが溜まると猫背になり、呼吸が浅くなる人のグループです。モヤモヤを発散できるように、辛味のものを食べて血流・発汗を促進させることをオススメします。

【生理学の視点】

深い呼吸をすることで新鮮な酸素をしっかりと吸い込んで、血液中の栄養とともに全身の代謝を上げましょう。「熱い」「辛い」食べ物、その代表である「薬味」は、まるで運動をしたかのように心拍数を上げ、血流と軽い発汗を促します。

【疲労解消に効く食べ物】

・**キムチ鍋**……辛味と熱いスープで、モヤモヤを発散させる「陽気」が満点です。

・**スープカレー**……小麦粉や油脂を使わないので胃腸の負担になりにくく、陽気が全身をよく巡ります。

・**七味唐辛子**や**ネギ**をたっぷり使ったうどんやそば……アツアツの出汁《だし》と薬味の相乗効果で、発汗効果バツグン。

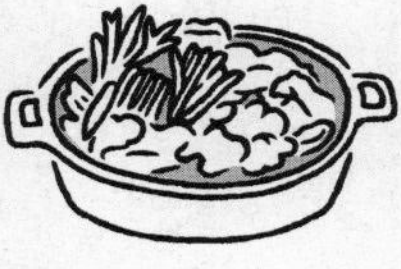

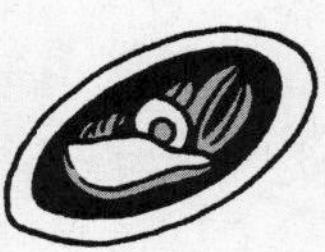

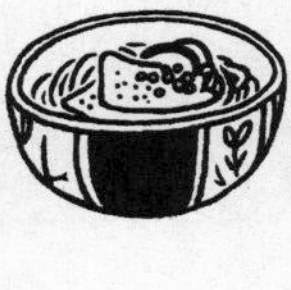

「水」タイプ——鹹味《しおからみ》（塩味＋苦味）

【東洋医学の視点】

「水」タイプは、スタミナ（先天の氣）をすぐに使ってしまいがち。また、汗をかきすぎて体内の水が足りなくなったり、水分をとりすぎてむくんでしまうと疲労感が増します。鹹味は塩味と苦味によって構成された、バランスのいい味覚です。塩分で元気を回復、苦味で陽気の巡りすぎを防いで引き締めておくことができます。

【生理学の視点】

鹹味の「塩味」であるナトリウム、「苦味」であるマグネシウムやカルシウムといったミネラルを補って、疲労感を回復しましょう。とくに疲れを感じやすい方は、料理に使う塩を、ミネラルバランスのよい岩塩に換えても効果的。

【疲労解消に効く食べ物】

・**昆布茶**……昆布の豊富なミネラルがとれ、コレステロールの抑制や動脈硬化や高血圧を予防することで有名です。

・**牛丼**……「甘味+塩味」のタレは、とても元気が出る組み合わせ。牛肉自体もよく噛むと甘味が出て、とくにナイアシンや亜鉛《あえん》が豊富です。

・**うな丼**……蒲焼《かばやき》のタレも、甘味+塩味。うなぎにはビタミンAが豊富で、免《めん》疫力《えきりょく》を高めたり粘膜の保護に効果があるとされています。夏バテや胃腸の疲れを強く感じるときは、牛よりもうなぎのほうが消化もいいのでオススメです。

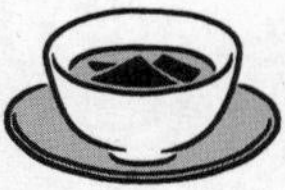

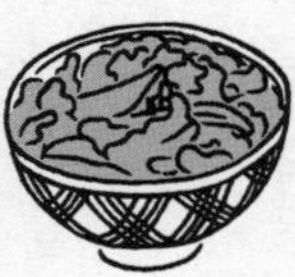

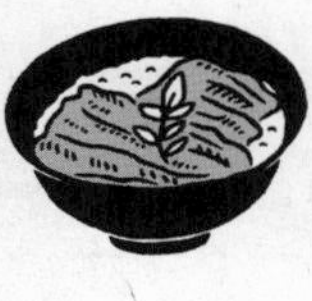

「疲れているときに甘いもの」は、東洋医学の発想です

「疲れると甘いものを食べたくなる」という方、いませんか？

じつは「甘味を欲する」というのは、「土」のタイプだけでなく、全タイプに共通する疲れのシグナルです。**適度な甘みをとることで「エネルギーが補充されました」と脳が理解するので、「疲れると甘味が欲しくなる」のです。**

コマーシャルでもおなじみの「養命酒」を飲んだことはありますか？　この商品は「酒」と名前に入っていますが、飲んでみるとアルコール分よりも「甘み」のほうを強く感じると思います。おそらく多くの人が、これを、

「薬酒に、飲みやすくするために甘みを足しているんだ」

と考えていることでしょう。

でも、じつはこの「甘さ」もまた、「薬用」の一部。ご婦人の体を元気にするために処方される「婦宝当帰膠《ふほうとうきこう》」などの漢方薬も、とっても甘いのです。このように「甘味」によってエネルギーを補うことは、東洋医学の観点から見ると、元気に暮らすための基本です。

東洋医学師は、患者さんの脈拍をうかがうと、その方の体や心の状態がわかります。「速さ」「力強さ」「硬さ」など様々な変化から、その状態を察知することができます。

ぜひ、あなた自身も、自分の手首に触れ、脈拍を感じながら甘いものを口に入れてみてください。すると、脈拍が強くなったり、ゆっくり打つようになったりと、本当に甘味で体が変化することを実感できるでしょう。

「甘さ」で疲労がやわらぐ仕組み

私は職業柄、自分の体の感覚（フィーリング）には、つねにアンテナを立てていますが、その中でこの「甘み」に対する体の反応の強さを日々、感じています。**強い疲労感を覚えたら、さっと飴《あめ》などの甘味を口に入れるようにすればそれだけで、体はエネルギーを回復し、また、頑張る力を取り戻してくれる**のです。

健康への意識の高い方は、

「砂糖の甘味は体によくないのでは？」

「精製していないもののほうがいいのでは？」

など、様々な疑問を持たれますが、罪悪感を抱きながらでは、たとえどれだけ良質な食べ物であっても、心と体を元気にはしてくれません。


でも、**どんな食べ物でも、とてもポジティブな気持ちで「適量」を、「適度なスピード」でとるようにすれば、体に備わっている排泄作用が働いて、ちゃんと**

クリーンにしてくれるのです。甘味を恐れることなく上手に活用して、活動のパワーを生み出しましょう。

ただし、ここでお伝えしたのは、あくまでも、「一時的なパワーを甘味から得る方法」であって、「甘味をとり続けてさえいれば、永遠に元気が持続する」ということではありません。

やはり、根本的な元気をチャージするためには、適切な休息は必要だということは、忘れないでおいてください。

また、「土」タイプの方は、甘味をとっても思ったような効果が得られないことがあります。それは、消化器官をはじめとする内臓が、ほかのタイプよりも弱りやすいから。そういうときは、**「苦味」と組み合わせて「甘味」をとる**ようにするといいでしょう。カカオが多めに含まれたチョコレートやマーマレードなど、工夫してとってみてください。

朝、スタートダッシュをかける食べ物は？

「もうすぐ仕事へ行く時間……なのに、体が重たくてベッドから起きたくない」

そんな気分で迎える朝は、何となく憂鬱《ゆううつ》で、1日が長く感じられてしまうもの。

できれば毎朝、元気よく起きて出かけ、笑顔で仕事を始めたいですよね。そのために軽く体を動かしたり、熱いシャワーを浴びたりするのも悪くはありませんが、**「味覚」に上手に刺激を与えることで、気忙《きぜわ》しい朝に、スタートダッシュをかけることもできます。**

たとえば、朝にコーヒー（とくにブラックで）を飲むという人は多いですね。

カフェインの覚醒効果によって、30分後には頭がスッキリすることは知られて

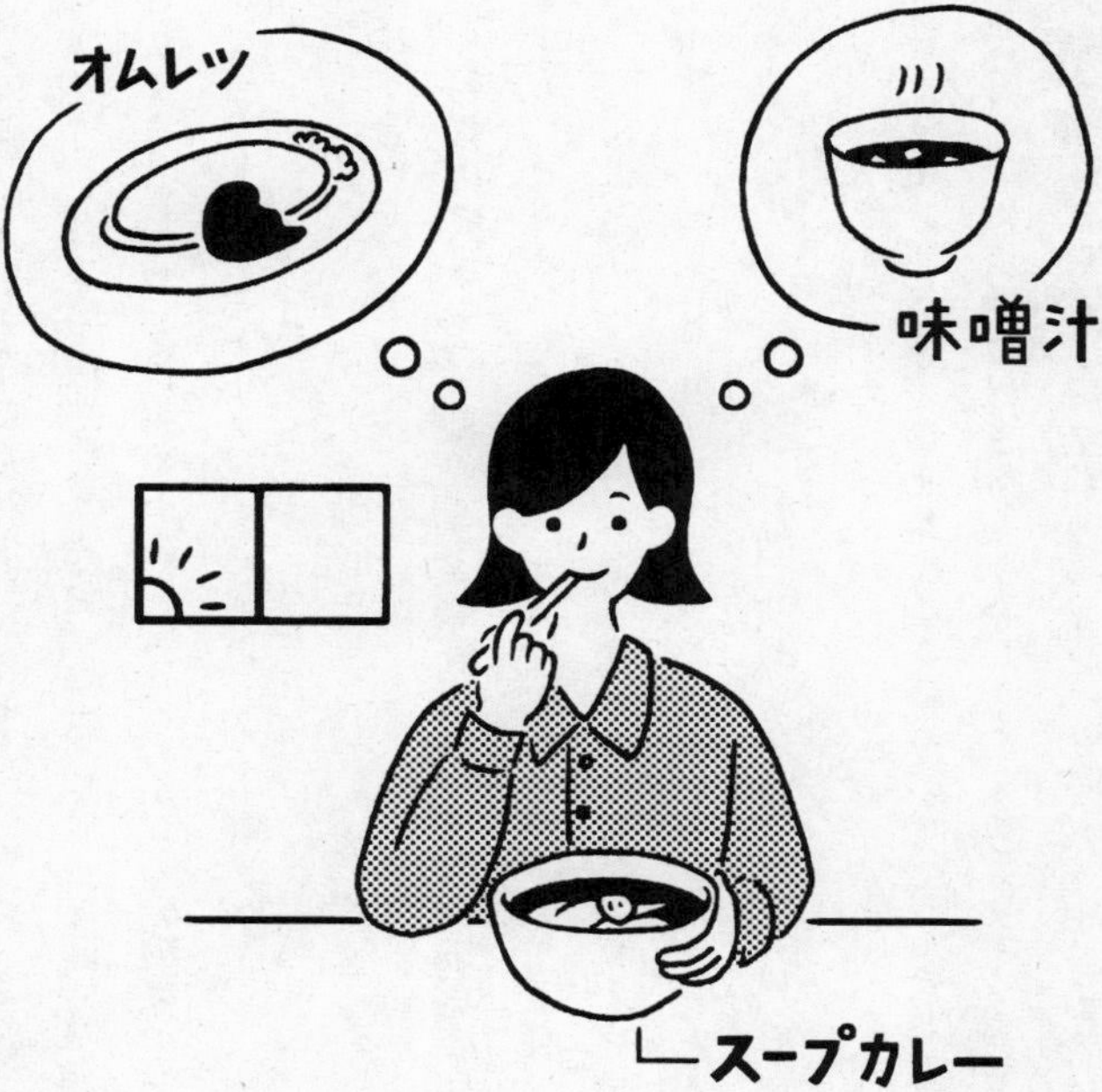

朝は「味の濃い」食べ物でスタートダッシュ！

いますが、それとは別に眠気を覚ます効果もあります。じつは**「苦味」は体にとっては「毒のサイン」**。**それで頭が「緊急事態」と誤認して一気に目が覚める**のです。

ちなみに、甘いカフェオレで目覚める人は、カフェインの覚醒効果とエネルギー補充のサインで目覚めているということになりますね。

さらに、

「今日はとくに気合いを入れたい！」

という日は、**朝食に何か1つ「味の濃いもの」「パンチの効いたもの」を食べる**のもいいかもしれません。たとえば、ケチャップをかけたオムレツ、少し濃いめの味噌汁、さらには、朝にスープカレーを食べるのもいいアイデアです。

朝からちょっと、ヘビーじゃない？　と思われるかもしれませんが、時間のない朝でも食べやすく、消化しやすくて体質に合ったものであれば、私はいいと思っています。

ただし〝カレーライス〟は小麦粉とバターを使うので、胃もたれしやすい「土」タイプの人にはNG。個人的には、スープカレーをオススメすることが多いです。

もちろん持病や食事制限のある方は、主治医への確認をお忘れなく。

体の働きを助ける サプリメントの活用法

サプリメントに対しては、その効果に懐疑的な声が時折あがります。もちろん医薬品ではないので、薬効は期待できません。しかし、栄養バランスを充たすための「栄養補助食品」として、私もとることがあります。

働きすぎ、頑張りすぎで交感神経優位の状態が長く続くと、自分の知らぬ間に胃腸は疲れてしまいます。**サプリメントを服用する場合には胃腸を大切にケアしながら、あくまでも補助的に使いましょう。**

ここでは「味覚」同様、体質ごとの疲労回復にオススメのサプリメントを紹介します。適量はメーカーや商品ごとに違いますので、ちゃんとチェックして用法・

用量を守ってくださいね。

【「木」タイプ――クエン酸】

活動的な「木」タイプには、酸味のサプリメントがオススメです。スポーツドリンクには必ずこのクエン酸が入っていますし、柑橘系の味にしてあるところが東洋医学の知恵そのままといえるでしょう。

体が活動するためのエネルギーは、細胞の中にあるミトコンドリア（クエン酸回路）の働きによって生み出されています。

エネルギーとともに疲労物質（乳酸）もつくられてしまうのですが、これをすみやかに分解してくれるのが、クエン酸です。摂取をすると疲労感が蓄積しにくくなりますし、血液のPH調整がアルカリ性に傾くため、血行がよくなります。

【「土」タイプ――プロテイン】

胃腸の働きに疲れが出やすい「土」タイプにオススメなのは、何といっても甘味のサプリメントです。とくに、旨味《うまみ》の原料となる「アミノ酸」を補給すると食べ物の消化のプロセスを短縮して疲労回復ができます。

プロテインとは、アミノ酸をいくつもつなげたもの。より効果的に吸収することが可能になります。

とくに運動の後などは、プロテインの中でも、ロイシン・イソロイシン・バリンという成分のセット（ＢＣＡＡ）がいいでしょう。疲労した筋肉の補修がすみやかに行なわれるようになります。

オススメの飲み方は睡眠前に摂取すること。成長ホルモンがスムーズに分泌され、翌朝までの疲労回復の効果が高まります。

【「金属」タイプ――カルニチン】

代謝を促進させたい「金属」タイプには、燃焼系のサプリメントがオススメです。

「カルニチン」は、もともとは動悸《どうき》や息切れといった心臓病のために開発された医薬品でしたが、心臓以外の筋肉のエネルギー効率も上げることがわかったため、アスリートが積極的に使用したことで有名になりました。

ミトコンドリアが脂肪を燃焼する際、作用するのが「Ｌカルニチン」と呼ばれるアミノ酸です。このため、Ｌカルニチンが十分に体内に供給されていると脂肪燃焼効率が上がります。運動前にとるようにすれば、ダイエット効果も期待できます。

【「水」タイプ——マルチミネラル】

体内のミネラル濃度を一定に維持することが大切な「水」タイプには、マルチミネラルのサプリメントがオススメです。

疲労感には、「亜鉛」「鉄」「ナトリウム」「リン」「ヨウ素」などの不足が関係しています。

そこで、疲労回復に効果的なビタミンＢ群や各種ミネラルがバランスよく配合されているマルチミネラル系のサプリメントで、ときどきチャージしてあげるとよいでしょう。

栄養と滋養
――栄養ドリンクの効き方とは？

口からとるもので、疲れをとってくれるもの……といえば、私たちが一番に思いつくのはやっぱり「栄養ドリンク」でしょう。

第1章では「栄養ドリンクでは疲れはとれない」というお話をしましたが、**飲んですぐはエネルギーが湧いてきて、疲れがとれたような感じがする**こともまた事実です。そこで本章の最後に、もう少し詳しく、「栄養ドリンク」とは何か、そして、どうやってつき合っていけばいいのかを見ていきましょう。

東洋医学では陰陽という体のバランスを、「氣《き》」「血《けつ》」「水《すい》（津液《しんえき》）」という3つの働きによって維持していると考えています。一般的には「陽＝気血」「陰＝水（津液)」という表現をします。

「栄養」の「栄」という字は、松明《たいまつ》を2本束ねた状態の象形文字であり、「明るいさま」「鮮やかなさま」を意味します。これは、「血」という漢字が持っている「新鮮」という意味と似通っています。松明は火を灯《とも》すものですから、**「栄養」とは、いわば体に着火し、盛んに燃やすイメージ**ですね。具体的には、血流を盛んにする酒や香辛料、糖質などで「エネルギー」を補っているのです。

そのイメージの通り、タウリンやカフェインといった神経を興奮させる成分によって、一時的に体を活性化させる効果を狙っているのが、栄養ドリンクの効き方です。

「ここ一番」という場面では元気を絞り出すことができますが、健康的に疲労回復をさせるわけではありません。

実際、栄養ドリンクの過剰摂取が原因で人が亡くなったというニュースもあります。

神経を興奮させる成分を多くとれば、心拍数が上がります。だから瞬時に体が活性化するわけですが、無茶なとり方をすれば血圧が上がりすぎ、心筋梗塞や脳《のう》溢血《いっけつ》など、死を招く血管障害を引き起こす可能性もあるのです。

頑張るほどに元気になれる「滋養」の力

「栄養」と似た言葉に、**「滋養《じよう》」**という言葉があります。

この「滋養」の「滋」という文字は、「水辺に糸の原料となる草が茂っている状態」の形声文字であり、「潤っているさま」「茂っているさま」を意味します。

植物が豊かに茂っている様子ですから、「滋養」は「栄養」とは違い、体力や気力を豊かに養うイメージです。具体的には、体内を潤す水や、代謝を促すミネラルが「滋養」です。

栄養が「瞬発力」を補うものなら、滋養は「スタミナ」を補う、と言い換えても、差し支えないでしょう。

「ここ一番」で頑張ったら、必ずしっかり休息を入れる。この休息のときが「滋養」を補うタイミングです。火をつけるのではなく、**まるで水辺に草木を茂らせるように、体力と気力を養っていく**のです。

休息をとるために安静にしていると、腎臓への血流量が増えます。腎臓への血流が増えると、不要なものを尿と一緒に排泄する作用や体内のイオンバランスを調整する作用、血圧調整作用が高まり、骨を強くすることもできます。このような働きが、積極的に体を健康な状態に維持してくれるのです。

滋養のポイントは**「水とミネラルのバランス」**です。

体を動かして汗を流し、体にやさしい食事によって失った水分とミネラルを補給して、質のよい睡眠による成長ホルモン分泌で体を修復する……そんな、体にとっていいサイクルが、腎臓を健やかに機能させ、体の滋養を生み出しているのです。

第4章

「疲れない体」のつくり方

習慣をほんの少し変えるだけで、疲れ知らずの体になれる

東洋医学では、「陽」が生まれれば、同じだけ「陰」が生まれ、相殺《そうさい》されることを通してバランスのいい状態に落ち着くものと考えています。

同様に疲れ（陰）は、日々の活動（陽）の中で生み出され、そして解消されていきます。ですから、**疲れることはごく自然なことであり、私たちの体とは切っても切り離せないものなのです。**

ここまでは「体質」に着目をしてきましたが、もっと簡単に「疲れの予防策」や「ダウンする前に休む知恵」を身に着けることができます。

本章では、こんな**「疲れにくい体」になるために生活に取り入れたい、誰にでもできる「ちょっとしたコツ」**をお伝えしていきましょう。

①「入浴」と「食事」の順番が疲労度を決める

仕事などで外出した日、**帰宅してから寝るまでの間の時間**をあなたはどのように過ごしていますか？

趣味や勉強、家族団らん、翌日の準備……など、色々なことをすると思いますが、多くの方に共通するのが、

・食事
・入浴

だと思います。

入浴は体温、血流、自律神経、心理面など様々な観点から効果を求めることができるので、毎日の疲労回復にはいい習慣ですね。

もともと元気な人はこれまで通りの入浴習慣でよいのですが、**「疲れやすい人」「疲れきってしまった人」や自律神経が過緊張な人は、この食事と入浴の順番を意識していただくだけで、疲れの溜まり方、抜け方が変化します。**

ぜひ一度試していただきたい順番は**「入浴→食事→就寝」**です。

これは、東洋医学はもちろん、自律神経の働き方から見ても正しい順番といえます。

「食事→入浴→就寝」で、疲れやすくなっていく⁉

東洋医学では、「昼は筋肉を働かせ、夜は内臓を働かせる」というのが、基本的な考え方です。交感神経を働かせる「活動系の時間」と、副交感神経を働かせる「休息系の時間」を昼夜でバランスよく切り替えて、「陰陽のバランス」をとっているのです。

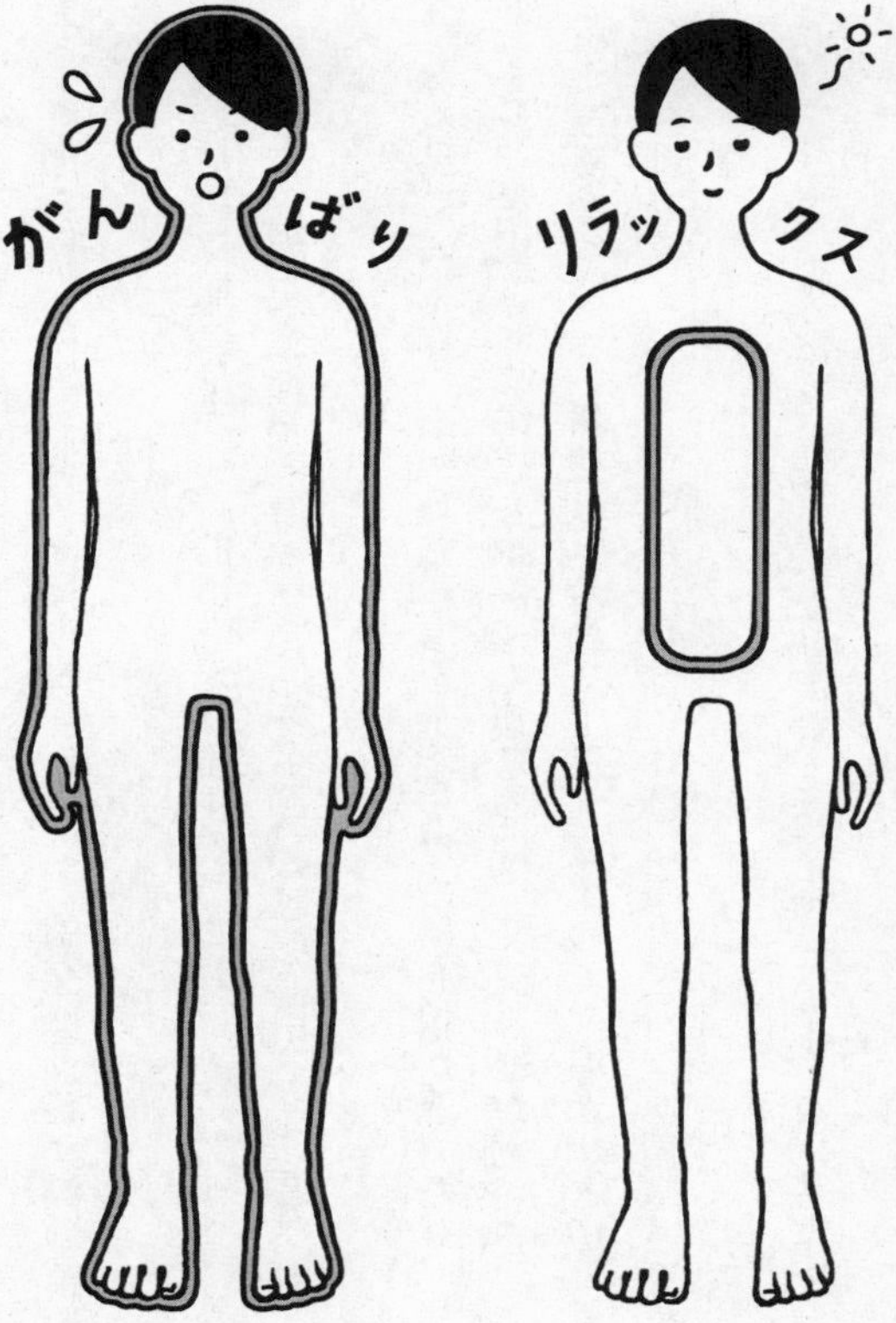

血流の「集まり方」が、活動と休息の切り替えポイント

食事をとると、内臓が働き始め、体は消化・吸収をするためのモードに切り替わります。消化・吸収がスムーズに行なわれるのは、副交感神経が働いているときです。

睡眠に入る前には血流量が一時的に上がりますが、これは心拍数が速くなっているのではなく、副交感神経の働きによって血管が拡張している「休息モード」のサインなのです。

一方、お風呂に入ると、上がった体温を下げるために心拍が速くなり、体の表面に血流を多く循環させます。心拍が速くなるのは、交感神経が働いているときです。脈が速くなっている状態は「活動モード」ですので、温かいという感覚によって気持ちはリラックスしているけれど、体は頑張って血流を循環させているというわけなのです。

つまり、「食事＝副交感神経モード」「入浴＝交感神経モード」「就寝＝副交感神経モード」となります。

そして、**体の陰陽バランス（＝自律神経）の切り替えがシンプルなほど、体はスムーズに休息モードに入ることができるので、「入浴」→「食事」→「就寝」という流れのほうが、効率のいい回復ができる**のです。

都内で某製薬会社に勤務をしているＣさんは、典型的な「木」タイプです。

寝る前に食事をすると太ってしまうと聞いたため、会社から帰るとすぐに食事をとり、その後入浴、就寝という生活をしていたそうです。

しかし、起床したときには胃がムカムカし、慢性的な疲労感を抱えていました。

そんなＣさんに対して私がしたアドバイスが、

「毎日を、温泉旅行にしましょう」

でした。私たちは温泉旅行に行けば、誰に教えられたわけでもなく本能的に夕食前に入浴します（もったいないから、寝る前にも入浴しちゃいますけど）。つまり、**「帰宅（到着）→入浴→夕食→就寝」という、皆さんが温泉旅行でする流れを自宅でも取り入れましょう、**とお伝えしたのです。

「夕食が遅くなるとますます消化不良になるのでは？」

と心配になる方もいるかもしれませんが、それは献立と量次第。ステーキやトンカツなど、消化に時間のかかるものを食べれば胃もたれしてしまうかもしれませんが、内臓を労《いたわ》った軽めのメニューにすれば問題ありません。

実際にCさんにも入浴→夕食の順番にしていただき、献立を「1杯の味噌おじや」から始めてもらいました。すると、胃のむかつきが軽くなったのはもちろん、疲労も溜まりにくくなったといいます。

入浴のタイミングは、それぞれの家庭によって違いますが、今ほど日常が気忙しくなかった頃は、多くの家庭では、夕方頃に入浴し、そしてその後に夕食でした。

内科医だった私の祖父も、野球の阪神―巨人戦を観ながら夕涼みをして1杯。軽く夕食をとってから就寝していたものです。90歳まで現役を続け、96歳で逝去するまで医学書を読み続けた、滋養上手な人でした。

通常パターン

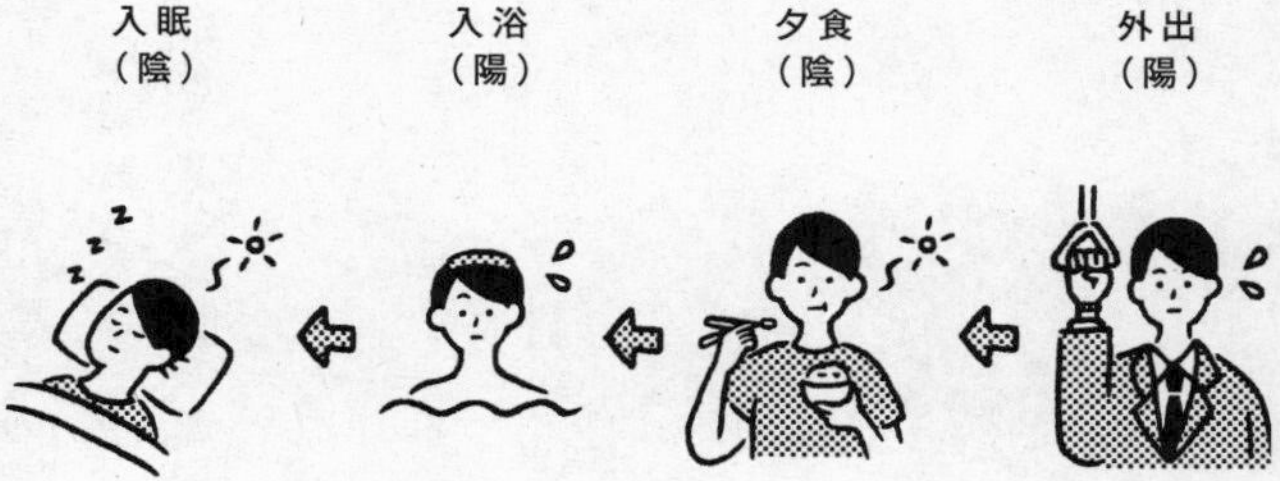
外出
（陽）
夕食
（陰）
入浴
（陽）
入眠
（陰）

温泉パターン

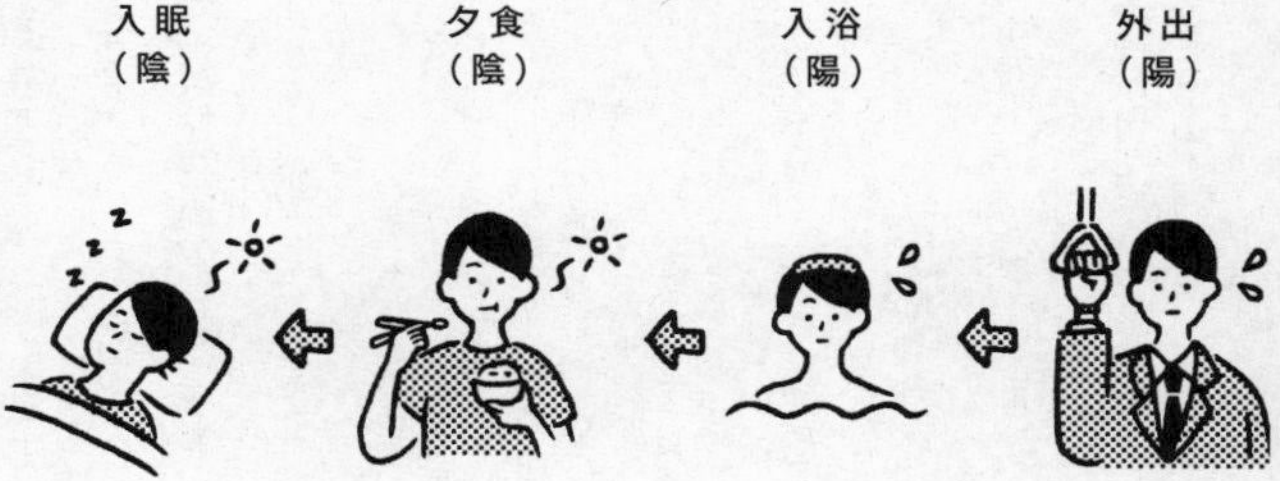
外出
（陽）
入浴
（陽）
夕食
（陰）
入眠
（陰）

疲労が溜まりにくいのは温泉パターン

ちなみに、温泉の作用は、湯の効果・効能だけではありません。「心地いいシチュエーション（＝あなたがどう感じるか）」もまた、重要な癒やしの効果です。**ゆったり余裕のある時間の過ごし方にこそ、疲れない生活のヒントがある**のです。

②睡眠不足を補う「15分間昼寝」法

総務省のデータによると、日本人の平均睡眠時間は7時間42分だそうです。

「え？　そんなにみんな、寝ているの？」

と驚かれた方も多いでしょう。しかしこれは、定年退職後の方や病気の方も含めた統計です。大丈夫、「サラリーマンの平均睡眠時間は5時間」という調査結果もちゃんと(!?)あります。

ここで、ちょっと人類の歩みを振り返ってみましょう。現代ほど電気が整備されておらず、燃料も高級品だった時代は、「暗くなる前に食事を済ませて眠る」が当たり前でした。そうなると、夏の夜が短い時期でも、9時間以上は「夜」があったわけです。

それが、ここ100年あまりで急激に睡眠時間を減らしています。

そのような睡眠の不自然さを検証すべく、アメリカのグレゴリー・ベレンキー（ワシントン州立大学の睡眠とパフォーマンス研究センター所長）らは、3時間睡眠、5時間睡眠、7時間睡眠、9時間睡眠を7日間続けたときに、仕事のパフォーマンスやケアレスミスがどうなるのかを調査しました。このとき、9時間睡眠をとったグループは効率の低下がほぼ見られませんでしたが、7時間と5時間睡眠のグループには3日めで効率の大幅な低下が見られ、3時間睡眠のグループに至っては達成度が40％も低下することがわかりました。睡眠不足で仕事をするのは、まったくのエネルギーの浪費ですね。

現役世代は総じて「睡眠・休息不足」であり、しかもそれが日中の活動にも影響を及ぼしている、というのは確実です。

「そんなことを言われても、仕事の都合もあるのでライフスタイルを大きく変えるのは難しい」

とおっしゃるのも、ごもっともです。

そんな方にオススメしたいのが、「日中15分間の仮眠＝昼寝」です。日本睡眠学会の研究によれば、「15分の昼寝」は「2時間の夜の睡眠」に匹敵するほどの休息効果があるといいます。

また、２０１４年3月に発表された、厚生労働省健康局による「健康づくりのための睡眠指針２０１４」では、

「仕事や生活上の都合で、夜間に必要な睡眠時間を確保できなかった場合には、昼間の仮眠が、その後の覚醒レベルを上げ作業能率の改善を図ることに役立つ可能性がある。ただし、必要以上に長く寝すぎると目覚めの悪さ（睡眠慣性）が生じるため、30分以内の仮眠が望ましいことが示されている」

と明言されています。ここまで読んでくだされば、**15分のお昼寝は、質のよい仕事をするために必須**だということに納得いただけたのではないでしょうか？

久留米大学医学部の発案で、福岡の明善《めいぜん》高校において、お昼休みの内の15分間を全職員生徒が仮眠をとるという試みを始めました。結果、**午後の学習効果が上**

がり、難関大学への合格率が上がったと報告されています。

これはとくに、睡眠時間が短くても根性で乗り切ることが当たり前になっている現役世代にとっては、寝耳に水の朗報ではないでしょうか。

昼食後や、午後の仕事の合間に15分。横にならなくてもかまわないので、公園のベンチやカフェ、会社の打ち合わせスペースで、背もたれに体を預けてみてください。足を伸ばせる長座位《ちょうざい》だとより効果的。

思いきって、周囲に「昼寝を取り入れてみようと思う」などと宣言しておいてもいいですし、アイピローやヘッドホンなどを持ち込むのもよい方法だと思います。

すぐに眠れなくても、目をつむっているだけで睡眠時の7割ほどの効果があるといいます。この15分間の習慣が、日々の疲れを上手にとり除き、日中のパフォーマンスを上げる秘訣となるはずです。

コラム

鍼灸でも大事にしている「15分」

奈良時代前後に仏教とともに伝来してきた鍼灸は、1500年という長い時を経て日本のライフスタイルに合わせてバージョンアップを図ってきました。

今、「日本鍼灸」を掲げている鍼灸院のほとんどが、治療中に鍼をしたまま15分ほどそのままにする、「置鍼《ちしん》」を行ないます。すると、ほぼ100％の人たちが、ご自身でも気づかぬうちに眠ってしまうので、鍼の時間が「自己治癒力を賦活《ふかつ》・回復させる休息の時間（＝滋陰《じいん》）」となるわけです。

ただし、じつは日本全国どこでもこの「置鍼」が主流なわけではありません。山間部や農村部の鍼灸院では、鍼を打つごとに抜く「単刺《たんし》」という手法が一般的です。

地方に暮らしている方々は、都市部に住む人たちと比べると、より自然に沿ったライフスタイルを送っていることが多いもの。とくに、体を使う一次産業に携わる方々は、基本的に早寝早起き。東京などの大都市のように、夜10時を回っても街が賑《にぎ》やかで何時からでも外出するようなケースはまれです。

睡眠の質・量ともに、やはり都市部のライフスタイルのほうが格段に落ちるというのが事実なのです。

このように、いわば都市部と地方では、ライフスタイルと睡眠・疲労との関わり方が違います。だから、都市部では、半ば強制的に寝る時間を設けることで陰の時間を補う「置鍼」が一般的になり、「癒やし系サロン」なども流行するのだと思います。

③「息抜き上手」になろう

ずっとデスクに向かってパソコンとにらめっこしている時間は、東洋医学的にいうと「滞っている」状態。目が疲れてきて、首や肩がこってきて、頭がボーっとして、だんだん仕事の効率が落ちてきます。このように1つの事柄に集中していると交感神経が優位に働き、体は緊張状態になってしまっているのです。

そんなときは、体だけでなく、仕事の環境にも東洋医学的なお手入れを考えてあげましょう。

まずは意識を深呼吸に集中させて、深く吸い込みます。次にゆっくりと息を吐くと、横隔膜《おうかくまく》が刺激されて、セロトニン神経というリラックス系の神経が刺激されます。セロトニン神経の影響を受けている筋肉は、顔、首、肩、背中、腰、太《ふと》腿《もも》、ふくらはぎ……いわゆる「こる」エリア全体に及びます。その**広い範囲の筋肉が、深呼吸によって息を抜くだけで、ゆるんでいく**のです。

また、動作ではなく、通常の「息抜き」、つまり効果的なひと休みも、体への大事なアプローチ。

このとき気をつけてほしいポイントは、**「仕事をしながら息抜き」はできない**という点です。「毎日、コーヒーを飲みながらデスクワークをしています」という方も多いでしょうが、「ながら」では息抜きにも気分転換にもなりません。

たとえばデスクから離れてビ

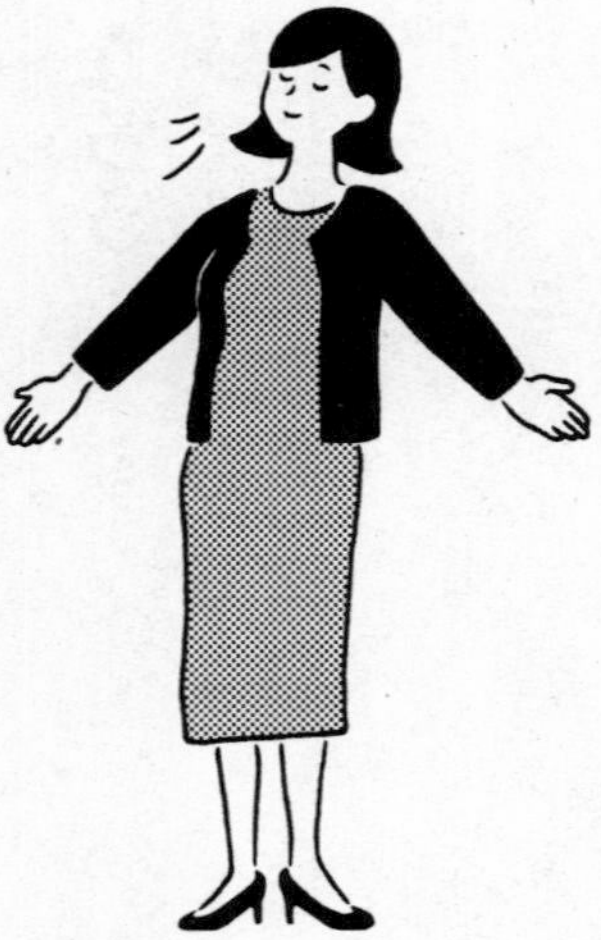

よい仕事はよい息抜きから

ルの屋上で一服、初めて訪れるお店でランチ、少し奮発してアイスクリームでおやつタイムなど、「いつもとは違う」ことにチャレンジしてみてはいかがでしょうか。

こんな、日常の中の小さな冒険が、ウキウキ感となって、心と体をリフレッシュさせてくれるのです。

「ちゃんとするけど、頑張らない」がベスト

「でも、息抜きばっかりしないで、ちゃんと頑張らないと……」

こんなふうに思う方もいるかもしれませんね。そんな方にお伝えしたいのは、「ちゃんとするけれど、頑張らない」という考え方です。

「頑張る」とは、「耐え忍んで、努力し続ける」という意味です。自分に無理を強《し》い続けるということですから、じつは、あまりうれしい言葉ではないのです。

無理するのではなく、**「（いい意味での）いい加減」「ちょうどいい加減」を目**

指しましょう。

それでいえば、私自身の働き方は、私にとって、とても「いい加減」です。お休みは月に2日で、それ以外の日は毎朝8時に鍼療所を開け、昼休みをとらずに夜の8時過ぎまで仕事をします。これだけ聞くと、完全に「休息不足」のように思えるかもしれません。でも、1日の中でちょこちょこと「息抜き」をして、疲れを溜め込まないようにしているのです。

朝は6時に起きて、静かな音楽を聴きながら30分間のストレッチで始まり、7時からはお気に入りのカフェ・テラスでさわやかな朝の空気を満喫したり、SNSをチェックしたりします。でも、これをルーティンにしてしまうとワクワクしなくなるので、自転車に乗って京都の神社仏閣巡りやパン屋さん巡りをする日もあるのです。

仕事中もまとまった休憩時間はとりませんが、鍼療の合間にストレッチをしたり、シュークリームやプリンを食べたりと、その時々の「やりたいこと」は柔軟に取り入れます。こうした「息抜きの時間」を欠かさないから、疲れが溜まらないのです。

ちょうどいい休憩も、人それぞれ

なお、休み方についても、ごくごく短時間の息抜きを回数多く設けたほうがいい人、10分くらいずつがいい人、まとめて休みをとるべき人など、**どんな息抜きに「フィールグッド」を感じるかも、人によってまちまち**です。

ですからやはり、自分が「フィールグッド」を感じる息抜きの仕方を知ることが大切。まずは色々試してみて、自分にとってちょうどいい休憩のとり方を見つけてみてはいかがでしょうか。

「休み方に工夫をこらすくらいなら、仕事を頑張ったほうがいいのでは」と思った方！

頑張る姿勢は大切ですが、そのせいで能率が落ちてしまっているならば会社にとっては損失ですよね？　**息抜きはするけれど、手は抜かない。**上手なひと休みの時間は、パフォーマンスを上げるための必要経費だと心得ましょう。

④リラックスのしすぎが、「疲れやすい体」をつくる!?

ここまで「いかにうまく休むか」という話が続きましたが、休み上手になるためには、活動上手になることも大切です。「活動と休息のバランス（＝陰陽のバランス）が大事」というポイントは、つねに意識しておいてください。

「休息は大事」といえど、とりすぎれば、それが新たな疲労感のもとになってしまいます。

「寝溜めをしようと一日中寝ていたら、頭が痛くなった……」

こんな覚えはありませんか？　休息をとりすぎると副交感神経が働きすぎてしまい、脳に栄養を送っている血管が広がって神経を圧迫してしまうからなのです。

それなのに、「回復させるために、もっと寝よう」と横になったら、ますます体はだるくなる一方です。

休日にどれだけ眠っても、「寝溜め」はできません。**休んだことでかえってだるくなってしまった場合には、逆にしっかりと運動をして交感神経を優位にし、体を活動モードにスイッチしてからきちんと休むと、疲労感はスッキリ解消する**でしょう。

159ページでオススメした「仮眠」も、欲張って30分を超えてとると、起き抜けがツラいものに変わります。脳が本格的な「睡眠モード（＝ノンレム睡眠）」に入ってしまうため、起きるときにはあたかも「睡眠不足なのにたたき起こされた」ような状態になってしまって、逆に頭がぼんやりするのです。

仮眠を効果的に活用するためには、目覚まし時計を15分後にセットすることをお忘れなく。そして、仮眠前にコーヒーや緑茶を飲んでおくのもよい方法です。

カフェインは摂取してから約30分後に効き始めるので、その覚醒効果によってシャキッと再スタートすることができるでしょう。

⑤ なぜ「汗をかきすぎる運動」が、慢性疲労を生み出すのか

「毎日、適度な運動習慣を持ちましょう」

というのは、今や健康でいるための常識です。これまで、体を動かす習慣のなかった人が、思い立って運動をし始めるというのは、いうまでもなく素晴らしいチャレンジなのですが、ここでも気をつけてほしいことがあります。それは、

「汗をかくことを目的とした運動は、控えたほうがいい」

ということです。

「汗をかいてデトックスしよう」と聞くととても健康的な印象を受けますが、**科学的な視点で見れば、発汗によって毒素（健康や生命に害を及ぼすもの）が排出**

されるということは、ほとんどありません（気持ちの面でスッキリするという感覚はたしかにあるので、この〝スッキリ感〟自体がデトックスだというなら話は別ですが）。

それどころか、じつは**汗のかきすぎはかえって慢性疲労の原因となる**こともあるのです。

この理由は、体内の「ミネラル」にあります。

代表的なミネラルとして知られているマグネシウムや亜鉛、鉄は、体内で行なわれている様々な代謝に欠かせませんが、体内ではつくることができません。過剰に体外に排出されないようにコントロールしながら、毎日の食事で適切な量を摂取する必要があるわけです。

しかし、たとえばナトリウムは体液や筋肉の働きの調整に欠かせないものですが、こういったミネラルは汗をかきすぎると体外に過剰に排出されてしまいます。

それに伴って体内の代謝サイクルが滞り、疲労が抜けなくなってしまうのです。

とくに、「金属」タイプ（呼吸が浅い人）と「水」タイプ（熱っぽくなる人）は、ミネラル不足による疲労が強く出る可能性が高いので、注意が必要です。

ホットヨガは「よけいに疲れる」可能性大!?

では、どの程度が「適度な運動」になるのでしょうか。

健康維持のために行なう運動は、硬くなった筋肉を大きく伸縮させたり、血流をダイナミックに循環させることが目的です。ストイックに負担をかける必要はありません。

あくまでも、**全身をしっかり動かすこと**を心がけましょう。たとえばスロージョギング（歩くくらいか、それより少し速いペースでのジョギング）やウォーキング、サイクリングや水泳などもオススメ。また、心理的なデトックスを望むのであれば、均一リズムで同じ動作を繰り返す「リズム運動」によって、幸福ホルモン（セロトニン）の分泌を促すのもいい選択だと思います。

女性に人気のヨガやピラティスも、じんわりと汗をかく運動の代表格です。深呼吸をしながらゆっくりとストレッチをするので急激に負担がかかることもなく、こった筋肉はゆるみ、酸素をたくさん含んだ血流が全身を巡るのでオススメです。

ただし、**注意が必要なのは、蒸し暑い空間で行なう「ホットヨガ」**です。「汗をかくほどやせる」「汗と一緒に体内の悪いものを出す」というイメージがあるために「ホットヨガ」を行なえる施設が増えていますが、体質的に熱がこもってだるくなってしまう人も多いように見受けられます。

つい、汗をたくさんかくために頑張ってしまう気持ちもわかりますが、「爽快感を得られる運動量」「爽快感を得られるシチュエーション」を大切にしてください。

汗をかいたら、スポーツドリンクを飲めばいい？

「汗と一緒にミネラルが失われるのなら、スポーツドリンクなどで補給すればいいのでは？」

という理屈もわかります。たしかに多くのスポーツドリンクは、ミネラル補給もうたっていて、運動後に飲むと疲労は残りにくくなります。

数字の上では、失ったものを補給すれば損失はないはずなのですが、体感的には少し違います。腎不全によって人工透析《とうせき》を受けていらっしゃる患者さんの多くが、「透析をした後は、とても疲れる」とおっしゃいます。体の感覚は、とても敏感。

腎臓で濾過《ろか》できなくなった血液の不要物をダイアライザーで浄化をして体内に戻しているだけで血液成分は変わらないはずなのに、一度体から出た血液は体にフィットするまでに少し時間がかかるようなのです。

ですから無暗《むやみ》に**何でも排出しないで、体に必要なものはできるだけ自然なかたちで、体内にとどめておくように心掛けてください**。後で補給すれば元通り、ということにはならないのです。

ちなみに、「土」タイプは水分の過剰摂取が疲労の原因になることもあるので、飲みすぎにも注意が必要です。

コラム

飲み方、効果は大違い！　スポーツドリンクの2タイプ

スポーツドリンクには、「アイソトニック」と「ハイポトニック」の2種類があることをご存じでしょうか。

アイソトニック：等張性／運動前にとるとよい
ハイポトニック：低張性／運動中、運動後にとるとよい

「アイソトニック」には約6％の糖質が含まれていますが、「ハイポトニック」は約2・5％とかなり薄味となっています。「ポカリスエット」や「アクエリアス」など、糖度の高いアイソトニックを運動中に摂取すると、逆に疲労度が高くなってしまいます。それぞれの糖分濃度や成分、そして飲むタイミングを気にするだけで、疲れ方がまったく違ってくるかもしれません。

⑥ツボ押しやお灸《きゅう》を活用する

本章の最後に、「東洋医学」と聞くと多くの人が連想する「ツボ押し」や「お灸」の活用法について紹介しておきましょう。

本屋さんの健康コーナーには「この不調にはこのツボが効く」というふうに、ツボの位置と効果を紹介する一般向けの実用書が、たくさん並んでいます。また、お灸も市販されていますから、試してみたことがある方もいるかもしれません。

ところが、実際に聞こえてくるのは、

「セルフケアのためにそういう本を買ってやってみたけれど、難しいし、あまり効果が感じられない……」

という声ばかり。鍼灸師としては歯がゆいばかりです。

じつはそれは、ツボを「スイッチがある場所」のようにイメージしているからかもしれません。

ツボの場所を押したりお灸をするなど、単純に刺激を加えるだけでは、思ったほどの反応は現われにくいものなのです。

経穴《けいけつ》（ツボ）や経絡《けいらく》は、目には見えません。

ツボの本では、「手首のシワから指○本分上」「膝のお皿の下のくぼみから指○本分下」といった表現を使いますが、それはあくまでも目安です。いきなり自分のツボを探り当てるのは、少しコツが必要なのです。また、効果が出やすいツボも、体質によって異なります。

そこで、本書では皆さんの**「体質」に合わせて、もっとも効果的で手軽な「ツボ押しマップ」を紹介**していきます。

ぜひ、読みながらチャレンジしてみてください。

ツボの感触がつかめるようになってきたら、お灸に挑戦してみてもいいかもしれません。本書ではツボ押しを中心にお話をしていきますので、もしお灸に挑戦したい方は、近くの鍼灸院や薬局で相談してみるといいでしょう。

ツボ押しの効果を最大にするための準備

ツボ押しは「どんなシチュエーションで刺激をするか?」が、効果を大きく左右します。心と体の準備が整っていなければ、その効果は半減します。とにかく**「リラックスした状態ですること」**が、ツボ押しやお灸のための必須条件でしょう。

鍼灸院に行けば、鍼や灸に至る前に、マッサージで体をほぐされることが多いでしょう。そうした前提があって初めて、鍼灸は本来の効果を発揮できるのです。

ご自宅でツボ押しをするときにも、**ちょっとした準備をすることで効果を何倍にも高めることができます。**

まずは、ゆったりとした服に着替え、テレビなどは消し、部屋の明かりもまぶしすぎないように調整してください。

この後は、以下のように体を整えてゆきます。

①目を閉じたまま、足をラクにして床に座ります。できれば、背中は壁にもたれかかるようにするといいでしょう。

②左右の親指を重ねてあて、そっと体重をかける程度に力を加えながら、ツボのあるエリアを、少しずつ場所を変えながら押さえていきます。「ズ～ン」と感じる場所がツボです。

③ツボを見つけたら、ゆっくり息を吐きながらさらにジワッと押し込みます。

④7秒間押さえたら、ゆっくり力を抜きましょう。

力を入れすぎたりツボをグリグリしすぎると、指を痛めたり、あざになったりすることがありますので気をつけましょう。勢いよく押し込んだり、思わず声が出てしまうほど強く押すのは、本当のツボ押しではありません。

準備ができたら、さっそくそれぞれの体質にあったツボをご紹介していきます。

「木」タイプの「ツボ押しマップ」
——足の肝経

「木」タイプの方に効果のあるツボは、「足の内側」に集中しています。その辺りをさすったり、ツボの辺りを軽く刺激してみてください。1日3回くらい刺激するとよいでしょう。

ひと口メモ

曲泉《きょくせん》と陰谷《いんこく》（189ページ）を同時に刺激すると、体調維持効果が高まります。

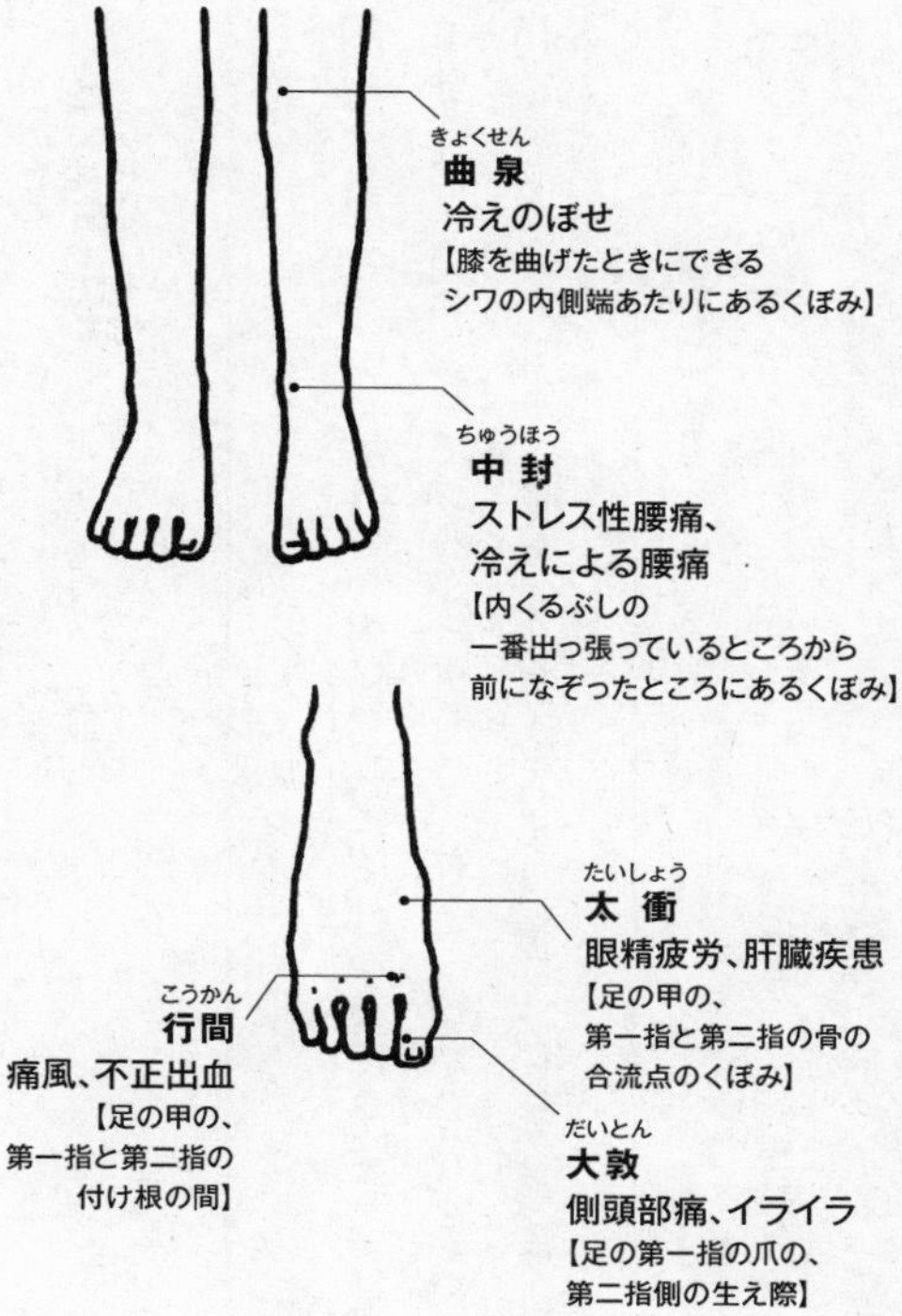

曲泉《きょくせん》
冷えのぼせ
【膝を曲げたときにできる
シワの内側端あたりにあるくぼみ】
中封《ちゅうほう》
ストレス性腰痛、
冷えによる腰痛
【内くるぶしの
一番出っ張っているところから
前になぞったところにあるくぼみ】
太衝《たいしょう》
眼精疲労、肝臓疾患
【足の甲の、
第一指と第二指の骨の
合流点のくぼみ】
行間《こうかん》
痛風、不正出血
【足の甲の、
第一指と第二指の
付け根の間】
大敦《だいとん》
側頭部痛、イライラ
【足の第一指の爪の、
第二指側の生え際】

「土」タイプの「ツボ押しマップ」——足の脾経

「土」タイプに効果の高いツボは足の内側、胸、腹部などに点在しています。これらのツボは、ひとつの経絡でつながっており、ひとつながりのものです。隠白《いんぱく》、大都《だいと》、太白《たいはく》、商丘《しょうきゅう》は1日3回、陰陵泉《いんりょうせん》は7回ほど刺激するのがオススメです。

ひとロメモ

太白と陰陵泉を同時に刺激すると、体調維持効果が高まります。

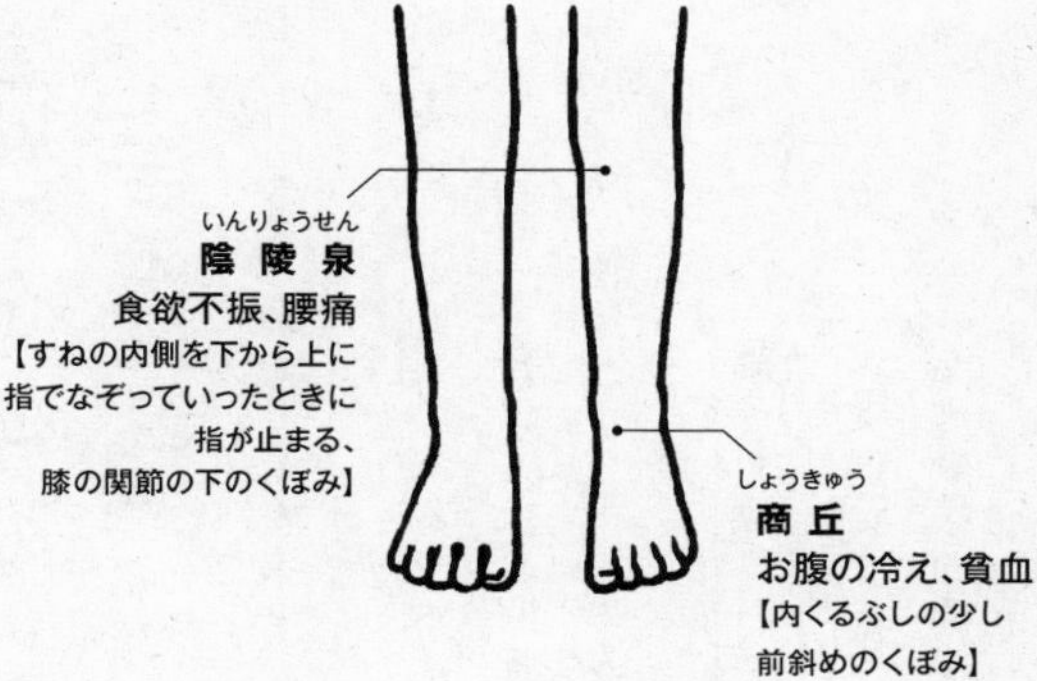
陰陵泉《いんりょうせん》
食欲不振、腰痛
【すねの内側を下から上に
指でなぞっていったときに
指が止まる、
膝の関節の下のくぼみ】
商丘《しょうきゅう》
お腹の冷え、貧血
【内くるぶしの少し
前斜めのくぼみ】

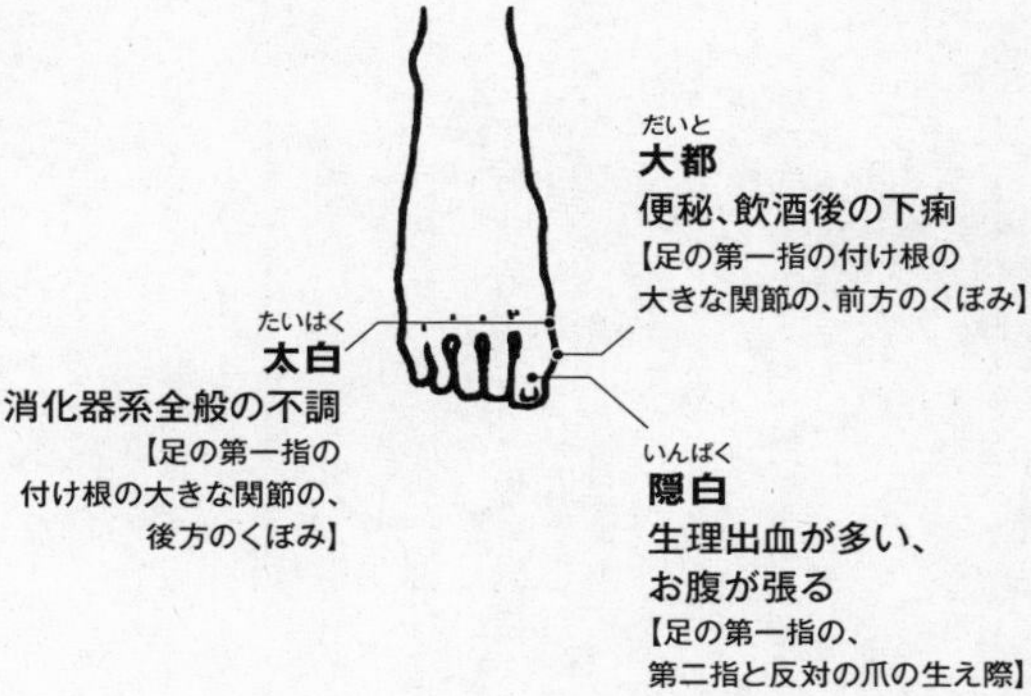
大都《だいと》
便秘、飲酒後の下痢
【足の第一指の付け根の
大きな関節の、前方のくぼみ】
太白《たいはく》
消化器系全般の不調
【足の第一指の
付け根の大きな関節の、
後方のくぼみ】
隠白《いんぱく》
生理出血が多い、
お腹が張る
【足の第一指の、
第二指と反対の爪の生え際】

「金属」タイプの「ツボ押しマップ」
——手の肺経

「金属」タイプに効果のあるツボは、手の下側、手首の辺りです。刺激する回数は、尺沢《しゃくたく》は5回、それ以外は3回程度がオススメです。なお、少商《しょうしょう》、魚際《ぎょさい》、経渠《けいきょ》は、お灸などは使用せず、指圧のみにしてください。

ひとロメモ

太淵に太白（185ページ）を同時に刺激すると、体調維持効果が高まります。

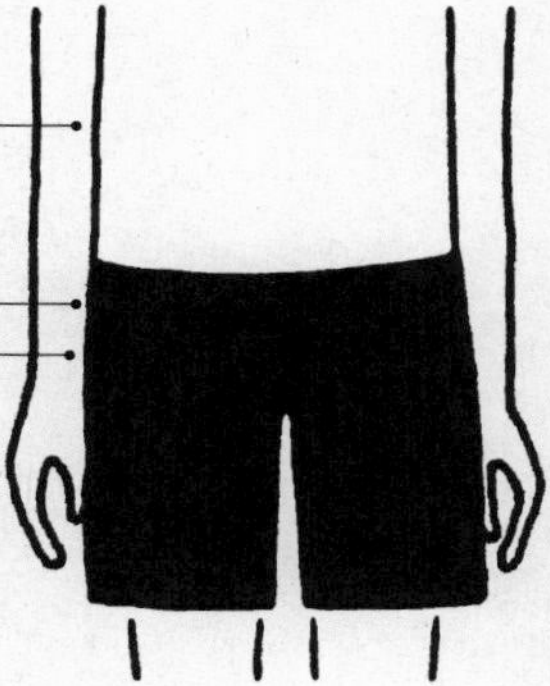
尺沢《しゃくたく》
肩こり
【ひじを曲げるとできるシワの親指側のくぼみ】
経渠《けいきょ》
喘息、痔
【太淵から3㎝ほど、ひじのほうに下がった部分】
太淵《たいえん》
のぼせ
【手首を曲げるとできるシワの親指側のくぼみ】

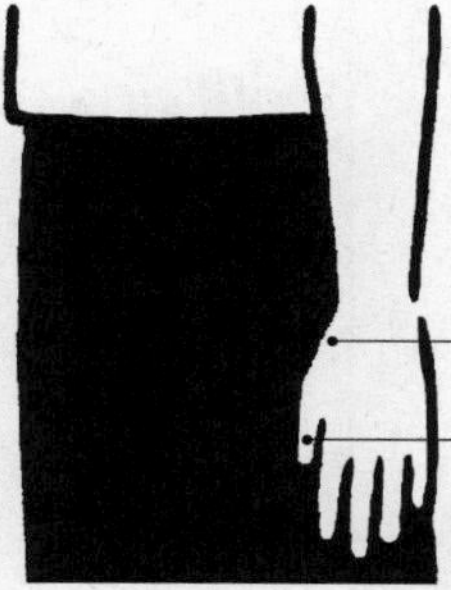
魚際《ぎょさい》
喉痛、咳
【親指の付け根にある盛り上がりの中央】
少商《しょうしょう》
喉痛、頭がぼーっとする
【手の親指の爪の、人差し指とは反対の生え際】

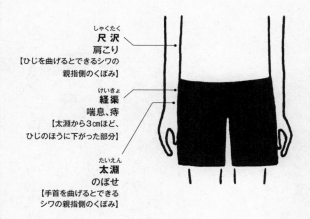

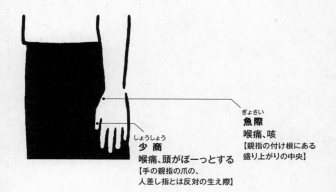

「水」タイプの「ツボ押しマップ」
——足の腎経

加齢により、誰でも「水」タイプの要素が出てきますので、「最近、老化を感じる」という方にもオススメです。復溜《ふくりゅう》は1日5回、それ以外は3回ほどの刺激が◎。

ひと口メモ

復溜と経渠（187ページ）を同時に刺激すると、体調維持効果が高まります。

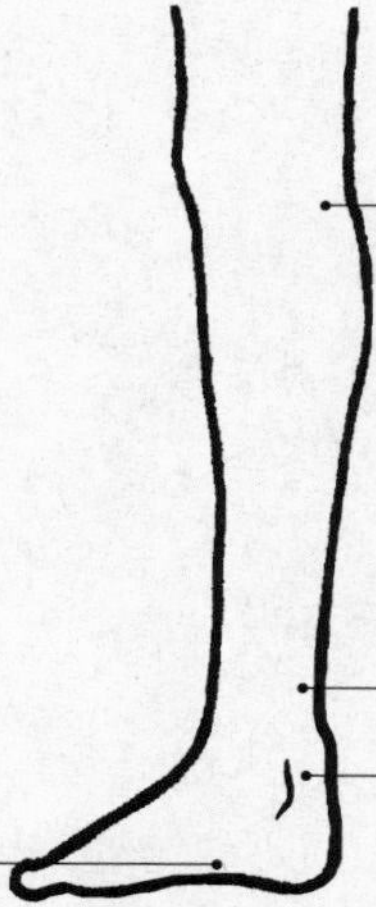

陰谷《いんこく》

乾燥肌、前立腺肥大

【膝を曲げたときのシワと、
膝裏の筋の交わるところ】

復溜《ふくりゅう》

動悸

【太渓から指３本分くらい上】

太渓《たいけい》

慢性的な疲労、足腰の冷え

【内くるぶしの頂点と
アキレス腱の間のくぼみ】

然谷《ねんこく》

短期的な疲労、手足のほてり

【内くるぶしからつま先側へ
２～３cmほど斜め下の、
骨の下のくぼみ】

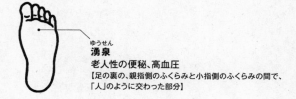

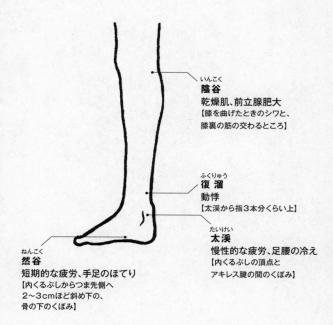

湧泉《ゆうせん》

老人性の便秘、高血圧

【足の裏の、親指側のふくらみと小指側のふくらみの間で、
「人」のように交わった部分】

コラム

「疲れがとれた」って、そもそもどんな状態？

皆さんが仕事やプライベートで使用しているパソコンは、サクサクと動いていますか？「映画を観ていると、途中で画像が止まってしまう」……。そんなときは「Ｗｉ－Ｆｉの電波が弱いのかな？」などと気になりますよね？調子がいいときには何も意識しないで済むのに、調子が悪くなると気になるようになります。

これは、私たちの体も同じです。腰や膝が痛いときは、ただ椅子から立つだけでも、患部に手をあててゆっくりと立ち上がります。そう、痛くないときは意識しない体の部位が、痛くなると途端に気になるようになるのです。

疲れているときも同様に、「疲れている」「手足がほてっている」という感覚が湧き立って、自分が不調であることに気づきます。

「何も気にすることなく、明日の用事に備えることができる」、そんなコンディションこそ、疲れがとれている状態なのだと感じていただきたいと思います。

第5章

「体が軽くて気分爽快！」東洋医学のすごい力

少ない休息でも……上手にとれば疲れ知らずに

もともと私たちの心身は、疲れれば回復し、病気やケガになれば治ろうとするようにできています。たとえば山歩きをしていて「疲れた、もう歩けない」と思っても、座ってひと休みすれば、また元気に歩けるようになりますね。

あるいは風邪や切り傷などは、よほどのことでもない限り、薬の力を借りなくても、体に備わっている自然治癒力によって、もとの健康な状態に戻っていきます。

その修復する力を最大限に引き出すためには、**体が必要としているタイミングで、しっかり「休む」こと**。

体の修復を促す成長ホルモンは自律神経がリラックス（副交感神経）系に働い

ていないと分泌されません。そのため、ずっと活動モードになっていたり、睡眠不足が続いていると、いつまでも疲れが抜けなかったり、風邪をこじらせて悪化させてしまったりするのです。

本来、**自分の感覚を大切にしていれば、休息のタイミングを逃すことはありません。**

でも、つい何かに一生懸命になっていると、「疲れのサイン」「不調のサイン」を見逃してしまいがちに。

とくに最近はパソコンやスマートフォンで仕事をするだけではなく、ＳＮＳやゲームに興じることが日常化しているので、気づくと同じ姿勢のままで何時間も過ごしてしまっていたということがままあるようです。

「動物」である私たちが、体を動かして捕食をする必要がなくなり、ずっと机の前に座っていられるようになったことで、「寝るだけでは解消できない疲労」を抱え込むことになってしまったのです。

多くの人が「疲れてるのかな？」と感じているにもかかわらず、「でも、仕事があるから」と滅私してしまいます。でも、つねに目先の「せねばならない」を優先させて、今ある疲労感に蓋をし続ければ、結果的に、より大きな不調を招くことになるということは、これまでお話ししてきた通りです。

多くの人は「働きすぎても倒れないだろう」「このひと山さえ乗り越えれば」と思って頑張るのですが、**不調になって初めて、「あのとき、きちんと立ち止まっていれば……」と思う**のです。

体は、私たちが多少無茶な負担をかけても、一生懸命に疲労を回復させようとしてくれます。それが、誰にでも備わった「自然治癒力」です。でも、オートマチックでお手軽なシステムだからとその力に頼りっぱなしになると、ある日突然、「もうリカバーできないラインを超えちゃいました」とばかりに、大病を患うことになるのです。**健康は失って初めてその大切さに気づくもの**ですが、**一度失ってしまうと、なかなか取り戻すことができないもの**

であるのです。

へとへとになるまでは頑張ってOK？

「滅私」と関連して、私がつねづね気になっていることがあります。それは、通勤中のビジネスパーソンが、皆一様に「疲れた顔」をしていること。

東洋医学はそもそも、「いかに健やかに、幸福感を持ちながら生きられるか」を求める医学です。その医学を実践している私から見ると、この国を支える人たちの表情があまりにも疲れているというのは、大いなる課題だと思うのです。

国連とコロンビア大学などが155カ国を対象に行なった調査（2020年度）によれば、**日本に暮らす人たちの幸福度は62番目**なのだそうです。ちなみに1位はフィンランド、2位はデンマーク。スイスは3位、イギリスは13位、ドイツは17位、アメリカは18位、フランスは24位。

ご近所の国を見ると、台湾が25位、シンガポールは31位、韓国は61位で、中国が94位です。我が国は、絶望的に低くはないけれど、さりとて手放しでは喜ぶことのできない幸福度ですね。本当はもっと高くなってほしい、そう思うのは、私だけではないはずです。

充実した人生を長く過ごすためにも、ずっと元気に働いていくためにも、何事もホドホドにするのが吉。

「頑張ってますね」「すごいですね」と周囲から声をかけられ始めたら、それは決して褒められているのではない、と思ったほうがいいのかもしれません。自分では気づかないうちに、周囲からイエローフラッグが振られ始めたということなのです。

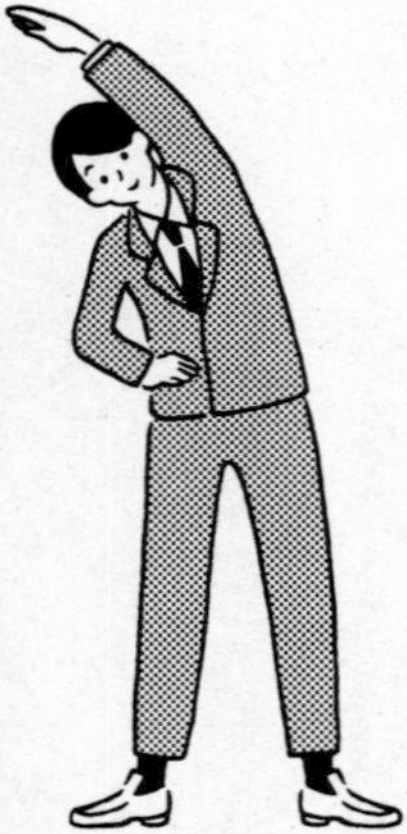

「フィールグッド」は自分で守ろう

コラム

頼れる東洋医学師の選び方

「鍼灸を受けてみたい」と思い立っても、どこで受診すればよいのか迷ってしまいますよね。そこでここでは、まったくの個人的な見解ではありますが、ご自身にフィットする鍼灸院を探すときに見ていただきたいポイントをお伝えします。

①バランスのとれた鍼灸師を選ぶ

鍼灸師にも、大きくグループがあります。「西洋医学的な鍼灸を目指すグループ」と「東洋医学的な鍼灸を行なうグループ」です。

前者は客観的な視点や評価を大切にしますから、様々な測定器で測ったり、痛みが出る動きのテストを繰り返します。説明を受けたときの印象は、きっと「鍼と灸を使うお医者さん」といった感じでしょう。

後者は主観的な感覚を大切にしていますので、とにかく患者さんのライフスタイルや感じている事柄についてのヒアリングが多くなります。まるで「おしゃべりに来ているような問診《もんしん》」という印象を受けられるでしょう。

鍼灸師にはこの2つの視点が求められていて、その割合は個性となって現われます。が、確実に言えることは、「片側の視点しか持ち合わせていない鍼灸師は選ばないほうがいい」ということです。なぜならば物事は多角的に検証されたほうが、間違いがないからです。ましてや病気のこととなればなおさらです。鍼灸師に求められるのはバランスと調和だと思います。

②治療時間が長めの鍼灸師を選ぶ

鍼灸治療を行なうために必要な情報収集は、望診《ぼうしん》（体の動かし方や表情を観察する）・聞診《ぶんしん》（声の調子や話し方を観察する）・切診《せっしん》（手で触れて病気の部位や体のバランスを診る）・問診（病気やライフスタイルについてヒアリングをする）によって行ないます。ですから、時間がかかって当然なのです。

一人に対してかけられる診療時間が15分程度しか確保できない鍼灸院では、五十肩や膝痛に代表されるような整形外科的な悩みならば対応ができますが、内科的な悩みや症候群の背景まで探ることは難しいものです。ですから「不調の理由がよくわからない」「ゆっくり話を聞いてもらいたい」という方は、自分一人に少なくとも30分以上は時間をかける鍼灸院へ行くことをオススメします。

③メッセージが伝わるＨＰを選ぶ

医療には宣伝広告の規制がかかっていますから、雑誌やテレビなどの媒体を使って宣伝することはできません。一方、ウェブ上でのＨＰは宣伝には該当しないので、病院をはじめとする各医療機関は、もれなく自院のＨＰを開設しています。

おおよそ治療方針や理念が書かれているものですが、なかには東洋医学や鍼灸について解説してあるＨＰもあります。ポイントにしていただきたいのは、何かにつけて「わかりやすい」ということです。

初めて鍼灸にチャレンジする人や、気になっている鍼灸院のことを調べたい人がＨＰを閲覧しているはずですから、説明は簡潔にホドホドの分量にしておくのが患者目線でのやさしさだと考えます。

「休息のタイミング」を見逃さない！隠れたチェックポイント

「頑張りすぎないように」といくら伝えても、結局は頑張りすぎてしまう人も多いもの。そこでここでは、私たち鍼灸師が使っている、**主観的な感覚に頼らない疲労度合いの見極め方**をお伝えします。

それは、**「手足のほてり」**です。

「疲れ」と「ほてり」の関連性

体調が悪くなったり、疲れが溜まったりすると、何だか熱っぽくなることがあります。その症状を総じて「ほてり」といいますが、東洋医学の観点では、ほてりには2種類あると考えられます。

体内の陰陽のバランスがちょうどいい状態のとき、私たちの体温は適温に保たれています。ほてった感じや冷えた感じはありません。

この、体の中で均衡が保たれた状態を、「●●＝○○」と表わすことにしましょう。「●」が陰、「○」が陽で、その量が釣り合った状態です。

そこから、「何だか熱っぽい」と感じているとき、体の中のバランスは、次のように変化しています。

1.「●<○○」――「陰が減った」ことで、熱を感じている（陰虚熱）

2.「●●<○○○」――「陽が増えた」ことで、熱を感じている（陽実熱）

1・2のどちらも陰陽バランスが崩れ、陽が陰よりも多くなっている状態です。ただし、その内容は違います。

1の場合、「陽」そのものに変化はありません。そのため、体温を測っても平熱表示のまま。「熱はないのに、頭がぼーっとする」「手足がほてって、倦怠感《けんたいかん》がある」状態です。疲れによる「ほてり」の多くは、1のパターンです。

一方、2の場合には「陽」そのものが増えているので、体温が上がります。この場合、全身に見られるものを「発熱」、局所的に見られるものを「炎症」といいます。

発熱は、体内に入り込んだウィルスや菌と戦うために白血球が増え、ゆえに血流も増加することで生まれた熱です。

炎症は、傷ついた場所を修復するための血小板が集まるように血管が拡張し、傷ついた場所を脳が認識するための物質が増えたために、赤く腫《は》れてしまうのです。

つまり1の場合である**「熱はないのに、熱っぽい」というときは、体が「陰＝休息」不足を訴えている**のです。

このようなときは、きちんと体の声に耳を傾けて、自分の体質に合った休息法を取り入れてください。そうすれば陰の働きが養なわれるので、もとの元気な状態に戻ることは難しくありません。

「ほてりを感じたら、自分の体を労る」こと。これが、頑張りすぎてしまわないための大切な感覚なのです。

「更年期のほてり」も東洋医学の専門分野

40代の後半に差しかかると、「突然、顔から汗が噴き出してくる」「暑くもないのに、汗が止まらない」「何だか、めまいがする」というご婦人が多く来院されます。いわゆる「更年期障害」です。

「更年期障害」というといかにも病名のようですが、分類は「症候群」（47ページ）。女性ホルモンが少なくなったことによって起きる自律神経のアンバランスが、様々な症状を引き起こしていると考えられています。

女性ホルモンは男性にも備わっているので、最近では男性にも更年期障害があると言われるようになりました。

更年期障害は、「木」タイプの体質に、年齢による「水」タイプの傾向が加わり、「慢性的な体の滋陰不足（陰虚）」になると現われやすいようです。ですから、「まじめなきっちり屋さん」ほど要注意。

まずは自分の体質を知り、穏やかに更年期を迎えられるように未病ケアをしていきましょう。心当たりがある方は、症状が出てしまう前に、ぜひご近所の鍼灸院へ相談してみてください。

「せねばならない」では休まらない

疲労サインに気づくこと、そしてケアをすることの大切さをお話しすると、「自分には疲れの症状が出ている……。休まなきゃいけない！　さっそく、今晩はキムチ鍋を食べないといけないから、準備しないと……」などと、しっかり対処法をこなそうと、腕まくりをして準備される方もいるかもしれません。ふだん、頑張りすぎるくらい頑張って疲れきっている人ほど、そのような傾向にあるように思います。

でも、**あまり過剰に気にすると、今度はそれが疲れの原因になってしまうことも……。**

これまでお伝えしてきたように、私が大事にしているのは、自分自身の「フィールグッド」な感覚です。繰り返しになりますが、フィールグッドというのは、「何だかいい感じ」という状態です。心身に過不足なく、ほどよくエネルギーが行き渡った、満ち足りた感覚です。

私たちの体は基本的に、オートマチックで自然治癒できるようにできています。「治さなければならない」「バランスを戻さなきゃ」と肩ひじを張っていては、自然治癒力が発揮される「フィールグッド」は訪れません。

体が回復すれば、心はいつも元気でいられる

もともと東洋医学は、皇室や貴族のために、500年近くの歳月をかけてつくられた医術です。そのため本来は、腰痛や膝痛に代表される「体の痛み」よりも、宮中人事によって引き起こされた**「ストレス疾患」**や**「心の疲労」**に焦点があてられてきました。

「何だか気分が悶々《もんもん》とする」
「前向きに物事に取り組めない」

このような状態を、東洋医学では「気鬱《きうつ》」といいます。読んで字のごとく「気が鬱」になっている。

「鬱」とは「滞る」という意味合いですから、やはり心も、「流れ」「変化」がなくなると疲れてしまうのです。

「こだわり」という言葉は、プロフェッショナリズム（プロ意識）を表現するために使われることが多いようです。でも、本来の意味は、「流れを滞らせるような執着」です。

私たちも、

「こだわりのある職人気質《かたぎ》な鍼灸師ですね」

と言ってもらうと少しうれしかったりもするのですが、それは本来の意味でいうと「頑固者」「偏屈」ということ。心が頑《かたく》なで、全然「フィールグッド」ではない状態なのです。

「健全な精神は健全な肉体に宿る」

とは、ローマ時代の詩人ユウェナリスの言葉です。様々な解釈があるようですが、つまりは健やかな体と心の関係についての助言ですね。

また東洋医学の古典医書「難経《なんぎょう》」には、

「肝は魂《こん》を蔵《ぞう》し、肺は魄《はく》を蔵し、心は神《しん》を蔵し、脾は意《い》と智《ち》を蔵し、腎は精《せい》と志《し》を蔵す」

と記されています。それぞれの体の働きによって、心のありようが定まるというのです。

このような**「心身一如」の考え方こそが、洋の東西を問わず、時代を越えて大切にされている健やかさの秘訣**といえそうです。

「体質」によって「性格（気質）」も異なる

東洋医学では、体質と感情の関係について、210ページの表のように考えています。

表に見られるキーワードは、**あなたが自分自身の内面をより深く知るためのヒント**です。

体質に合わせて習慣を変えていく中で、自身の心の変化を見てみてはいかがでしょうか。体質に合った方法で「体の疲れ」をとると、自然に「心の疲れ」もとれていきます。

体に起きる変化（＝生理）で感情が影響を受けるということは現代医学でも明らかになっています。たとえば、笑うだけでセロトニン（幸福ホルモン）が増えるというのは有名な話です。

心身が心地いい状態にあればこそ、「疲れのない状態」を維持することができ、それが「最高のパフォーマンス」につながる。

当たり前のようで、意外と見過ごされがちな点だと思います。

体質別・気質の特徴		
タイプ	キーワード	気質の傾向
「木」 タイプ	「怒」	■ まじめで頑張り屋で、目的意識が高い ■ 口癖は「〜であるべき」 ■ 買物などの小さな達成感に満足できるタイプ
「土」 タイプ	「思」	■ あれこれと思い悩むけれど、行動的ではない ■ 口癖は「〜なんですけど」 ■ 結論のないおしゃべりが楽しいタイプ
「金属」 タイプ	「悲」	■ 悲観的で、悲劇の主人公のような気分になる ■ 口癖は「あ〜あ」 ■ ドラマチックなサプライズで元気になるタイプ
「水」 タイプ	「恐」	■ 臆病で、心配性 ■ 口癖は「本当??」 ■ いつもと同じ状況に安心するタイプ

コラム

新型コロナウイルス（COVID-19）と共に生きる「新しい生活様式」

2020年を境に、私たちの暮らし方が大きく変わってきています。新型コロナウイルスの脅威が、私たちの生活のあり方を一変させたのです。

世界中で新型コロナウイルスのワクチン開発が急がれていますが、様々なデータをもとに対処法を考えたとき、私たちの健康のあり方を見直すチャンスと言えるのではないでしょうか。

厚労省の資料によると、65歳未満（健常者）のインフルエンザ・ワクチンが効果を発揮する割合、つまり有効率は70〜90％もあるとのことです。それに対して、一般高齢者の場合は30〜70％となり、老人施設入所者に至っては30〜40％とさらに低くなります。したがって、新型コロナウイルスのワクチンができたからといって、必ずしも安心した生活が送れる保証はないということになります。

つまり免疫力を正しく機能させる身体を保つことが、ワクチンの有無にかかわらず大切だということです。通常のインフルエンザでも、新型コロナウイルスでも、気力・体力が盛んな人ほど、免疫力が正しく機能していることは明らかです。多くの医師が重症化を避けるためのアドバイスとして、「清潔・休息・栄養・ストレスのマネージメントによる体力の温存と免疫ＵＰ」を進言しているのも納得がいくことでしょう。

私が専門とする東洋医学では、身体に入ってくるウイルスや細菌は避けられないけれど、感染して症状さえ起こさなければ問題ないという見方をとります。したがって、東洋医学的なアプローチでは、基礎体力を備えて免疫力を整える対策を提案しているのです。

病気の回復とは、風邪薬やワクチンが治癒しているのではなく、自らの免疫力が治している、という基本原理を忘れてはいけません。

【免疫力が倍増する「足三里」を刺激する】

九州大学医学部の原志免太郎《はらしめたろう》博士は、足三里穴にお灸をすることで、適切に免疫力が働くことを、結核患者を対象とした実験で明らかにしました。

実験によれば、足三里にお灸を7回すると、24時間以内で、体内に侵入してきた異物に対してアタックする殺菌能力を持つ好中球が増加します。この原理に基づき、お灸を6週間続ける実験を行うと、実はその後、13週間にわたって白血球の全体数が上昇したまま維持される、ということが明らかとなりました。

また、結核治療のためにお灸をウガンダで行なっているイギリスのチャリティー団体「Moxafrica」は、「足三里」へのお灸を推奨し、結核とHIVの抑制に効果を残しているそうです。

【疲れを溜め込まないスタミナ増強のツボとは？】

免疫力を高めるために、もう一つ大事なツボを教えておきましょう。

鍼灸師がよく使うのが、スタミナ増強につながる「腎」の働きを活性化する「太渓」というツボでしょう。

中国の老中医には、治療をする時、太渓穴しか使わない先生もいらっしゃるほどに効果テキメンのツボです。またこのツボは、スタミナ増強だけでなく、例えば、東北大学病院の漢方内科においての症例で、高齢者の嚥下《えんげ》障害・歩行障害・緑内障に対して改善が認められたという報告が出ています。

最近ではドラッグストアで、手軽に使えるお灸が購入できます。ぜひ「足三里」と「太渓」にお灸をしてみてはいかがでしょうか。ツボケアを健康習慣にすれば、きっと元気が長続きするはずです。

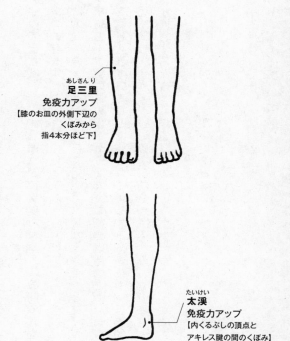

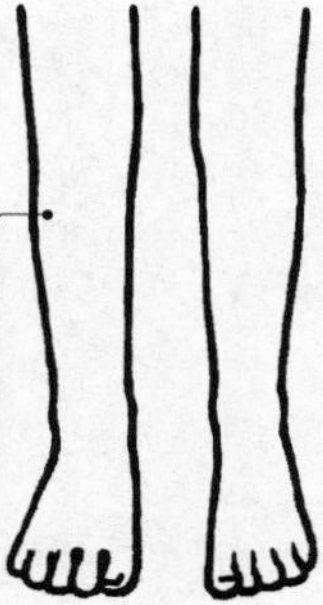
足三里《あしさんり》
免疫力アップ
【膝のお皿の外側下辺の
くぼみから
指4本分ほど下】

太渓《たいけい》
免疫力アップ
【内くるぶしの頂点と
アキレス腱の間のくぼみ】

おわりに

東洋医学の広まりは、今、**体を使うプロフェッショナルの間では当たり前のこととなりつつあります。**

たとえば**テニスのノバク・ジョコビッチ選手、日本人選手だとフィギュアスケートの羽生結弦選手、テニスの伊達公子《だてきみこ》さんや錦織圭《にしこりけい》選手などが、体調の維持、管理に鍼灸を取り入れている**ことで知られています。ほかにも、世界的に活躍するスポーツ選手には、かかりつけの鍼灸師をもつ人も少なくありません。海外遠征に鍼灸師が同行するケースも増えているほどです。

その理由は、大がかりな装置や多種多様にわたる薬は何ひとつ使わずに、

「痛い！」

「何か調子が悪い……」

「気持ちがネガティブ……」

となったその場で、適切に処置できることにあります。

最低限の装備で、最大限の効果。これも、移動の多いスポーツ選手が鍼灸師をかかりつけ医とする利点なのでしょう。

また、一般的に言われているように、薬には体に負荷をかけたり、副作用があるものも少なくありません。**「元気で過ごしたいけど、できれば薬を飲みたくない」**というのが、皆さんの本音ではないでしょうか。

そんな中、東洋医学が広まっていくのは、ごく自然な流れといえるでしょう。

皆さんも、ぜひ、

・もともと皆さんが持っている心と体を活かせる
・今よりよい状態に整えられる
・感覚として「いい感じ」をつくりだす

という東洋医学のよさを、生活に取り入れてみてください。いざというときの痛みを治療するだけでなく、**健康増進のために日頃の生活をデザインしたり、パフォーマンスを上げたりするサポートもできる**のです。

もう1つ、日本で東洋医学や鍼灸が注目されたきっかけに、東日本大震災があります。

東日本大震災は、ご存じの通り、未曾有《みぞう》の大災害。輸送経路も分断され、被災された方々のもとに十分な医薬品が届けられませんでした。しかし鍼灸ならば、鍼灸師さえ行ければ特別な道具はいりません。

それで、被災者の慢性疾患のコントロールやPTSDによる睡眠障害に対して、大きな役割を果たすことができたのです。このニュースは専門家の間で広まり、世界32の国と地域にネットワークを結び、災害時や紛争発生時の医療・保健衛生の人道支援を行なう多国籍医師団「AMDA《アムダ》」へと活躍の場が広がりました。

アスリートの世界や緊急時に限らず、今、東洋医学・鍼灸への注目が徐々に集まっていっているのです。

羽生結弦、錦織圭、ジョコビッチ……
一流の人が採用する「オーダーメイドのケア」をあなたも

「疲れ」は誰にでも共通する症状だからこそ、それをケアすることは皆さんの病気を防ぎ、より健康になっていく糸口になります。

そんな思いも込めて、本書では東洋医学の知恵を使って疲れを解消し、さらには予防していく方法をお伝えしました。

「疲れを制する者がすべての病気を制す」……というのは大げさかもしれませんが、ちょうどいい加減に疲れをいなしていくことが、生涯にわたる健康に大きな影響を与えるのは間違いありません。

人生において、健康というのはとても大切なものです。

でも、健康であることが目的ではありません。健康とは、生きる目的ではなく、より**幸せに生きるための条件の１つ**であるということです。

それなのに、まじめな人ほど、「健康であるべきだ」と思いがちです。健康のために自分の楽しみを後回しにし、健康のために自分の好きなものを我慢し……と、目的と手段が逆転してしまっているのです。自分自身の幸せがなおざりにされているという意味では、むしろ、じつに「不健康」といっていいでしょう。

とくに東洋医学は**「個人の感覚」にフォーカスし、体を「全体」で捉えるというオーダーメイドの総合医療**です。

「幸せのための健康をサポートする」。それが、東洋医学のもともとの目標です。ぜひ、あなたの毎日をより心地よくし、溜まった疲れを解消し、より高いパフォーマンスを発揮するための助けとして、生活に取り入れてみてはいかがでしょうか。

イラスト――安井彩
編集協力――福島結実子
企画協力――ランカクリエイティブパートナーズ株式会社

著者紹介
中根 一（なかね　はじめ）
Google Japan 前名誉会長・村上憲郎氏、「孫正義氏の右腕」と名高い元 SoftBank Group 株式会社ＣＥＯプロジェクト室長（現・SB エナジー株式会社代表取締役社長）・三輪茂基氏、元世界銀行本部人事カウンセラー・中野裕弓氏、政治家や有名俳優、日本を代表するジャズミュージシャンなど、数多くのトップエグゼクティブやトップクリエイターの「お抱え鍼灸師」。
1970 年生まれ。京都・四条烏丸「鍼灸 Meridian 烏丸」院長。ロート製薬「SmartCamp 東京・うめきた」ケア鍼灸監修。鍼灸学術団体の中で、格式・規模ともに最大級である「経絡治療学会」の歴代最年少理事に就任した、日本の東洋医学の第一人者。
自身も最前線で診療に当たる傍ら、鍼灸学校などにおいて後進の育成にも積極的。「生き方を変える力を持つ」東洋医学の可能性についての講演は、全国から厚い支持を得ている。
本書では、東洋医学・西洋医学両面からの知識と、これまでのべ２万人を超える人々に行なった施術経験をふまえて、現代人に常態化している「疲労」の解消法を体質別に提案。つらい疲労を今すぐラクにする即効メソッドから、根深い疲労をしっかり解消して「疲れにくい体」になるための生活習慣まで、幅広く紹介する。
http://hajime-nakane.com/

本書は、2017 年 10 月に文響社から発刊された作品を加筆・修正したものです。

PHP文庫　体と心が軽くなる！
寝てもとれない疲れをとる本

2020年10月15日　第1版第1刷
2021年9月30日　第1版第2刷

著　者　中根一
発行者　後藤淳一
発行所　株式会社PHP研究所
東京本部　〒135-8137　江東区豊洲5-6-52
PHP文庫出版部　☎03-3520-9617(編集)
普及部　☎03-3520-9630(販売)
京都本部　〒601-8411　京都市南区西九条北ノ内町11
PHP INTERFACE　https://www.php.co.jp/
組　版　株式会社システムタンク
印刷所
製本所　大日本印刷株式会社

ISBN978-4-569-90082-7

PHP文庫

「食べない」健康法

石原結實　著

「食べないと健康に悪い」はもう古い！いまは「食べないから健康」が常識。医師やスポーツ選手が実践する超少食健康生活を紹介する。

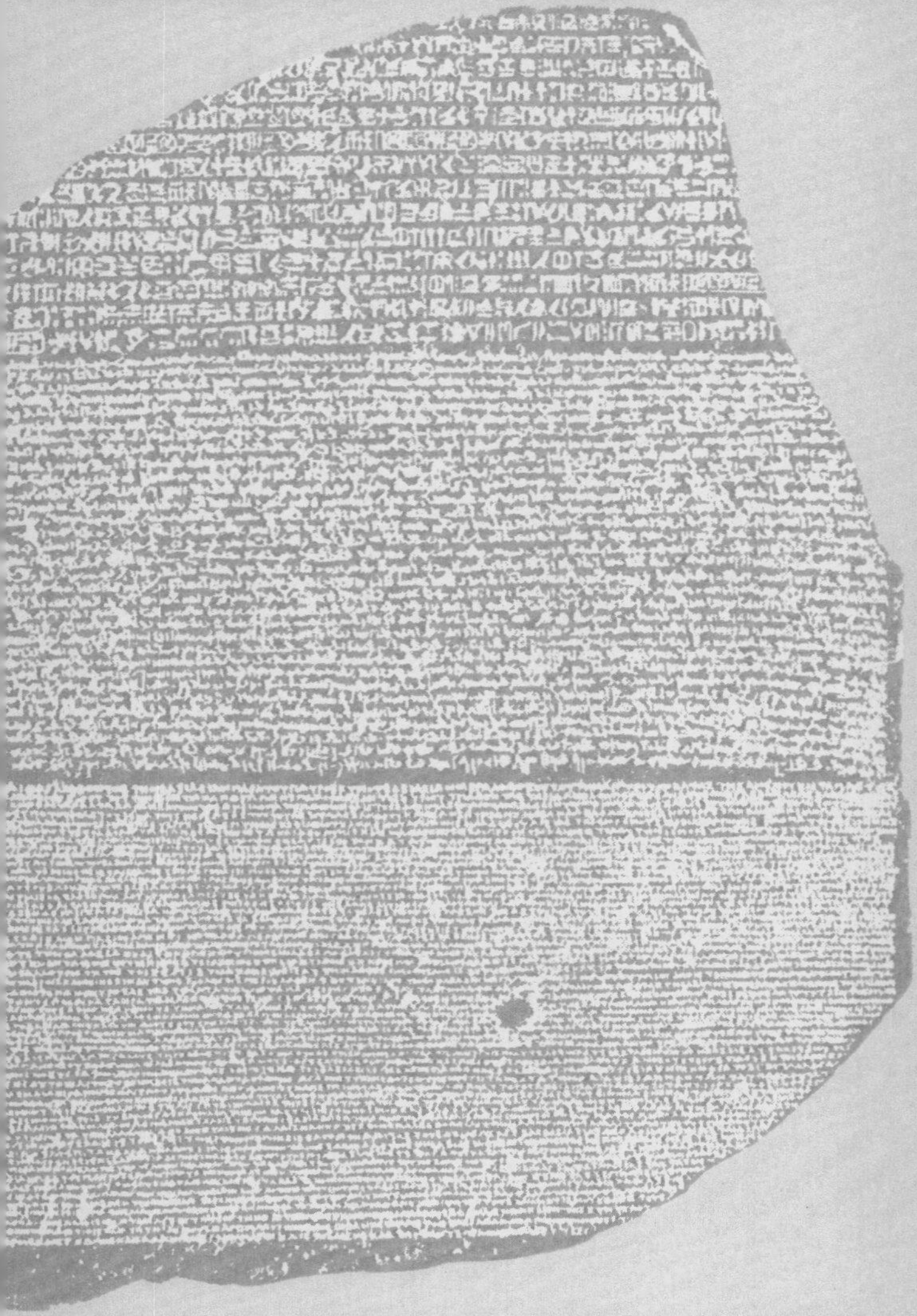